Conozcamos mejor el Yoga

(Parte 1 del libro definitivo sobre yoga)

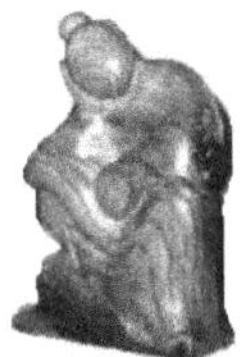

Por

Dr. King
Swami Satyapriya
Traducido por Francisca Hoces

http://doctor-king-online.blogspot.com

http://www.youtube.com/@Dr.King1234

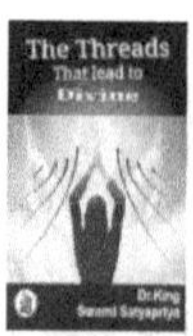

También por
Dr. King
Swami Satyapriya
Anand

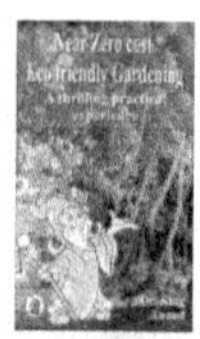

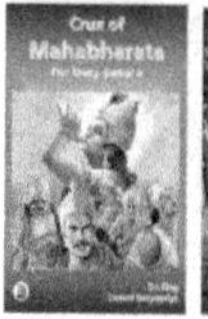
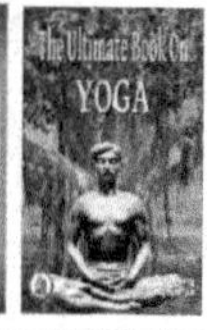
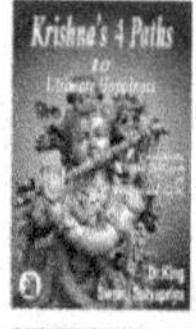
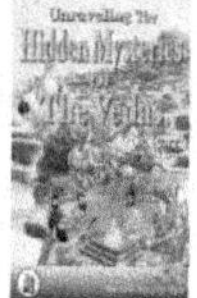
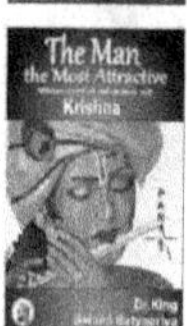

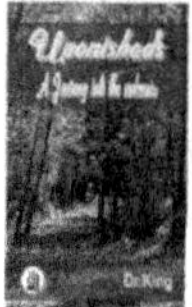
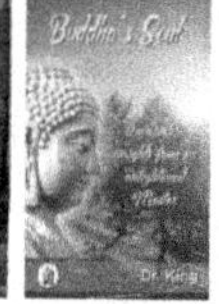
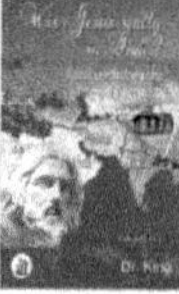
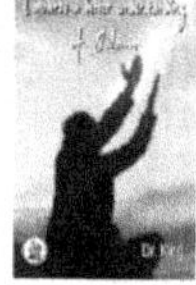
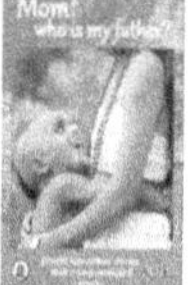

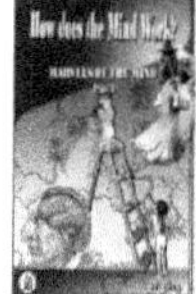
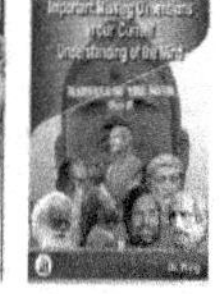
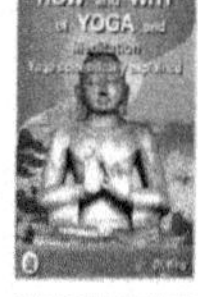
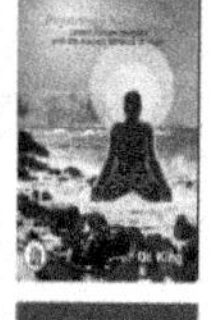
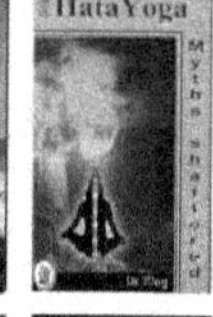

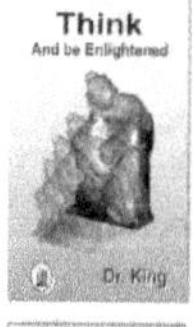
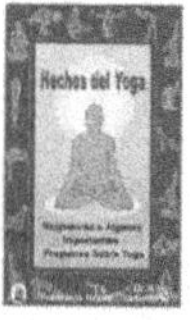
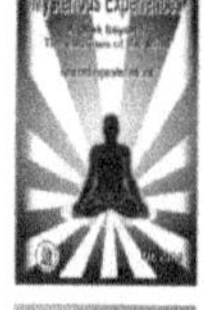
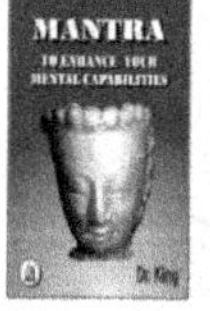
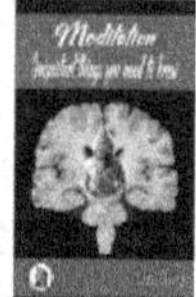

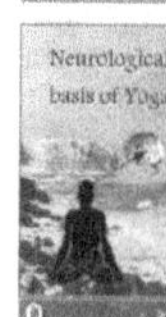
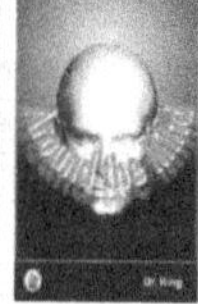
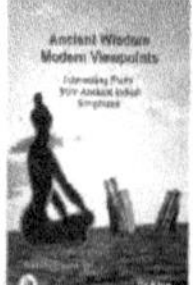
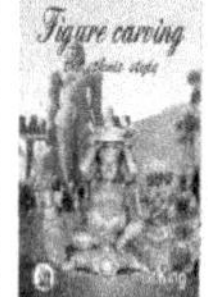
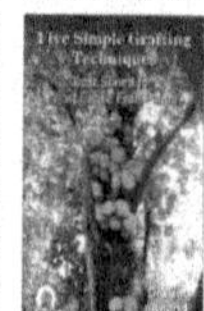

Tabla de contenido

Contáctame **en** http://doctor-king-online.blogspot.com

Descargo de responsabilidad

Los autores no son defensores de ningún sistema de Yoga específico. La intención es reunir diversas prácticas bajo un término abarcativo y explicar los principios subyacentes de manera lógica y científica para aprovechar todo el potencial del Yoga.

Cualquier comentario bienintencionado sobre alguno de los profesores de yoga modernos sólo pretende distinguir los obstáculos y no mostrarles ninguna falta de respeto.

Conozcamos mejor el Yoga

Hoy en día casi no hay nadie que no sepa qué es el Yoga. Casi todo el mundo da por sentado que el Yoga es muy beneficioso. Muchos gurús del yoga han escrito libros sobre yoga y algunos de ellos son bastante populares.

Pero, si miras de cerca, muchos de estos libros tratan sobre ciertas "formas" de Yoga que el Gurú está propagando. Además, la mayoría de estos libros dan una visión autoritaria del Yoga. El yoga se proyecta como si fuera un sistema de creencias muy parecido a la religión o cualquier otra práctica basada en la fe.

Por ejemplo, cuando estos libros hablan de posturas corporales o ejercicios de respiración, sin duda afirman los beneficios de estos para la salud. Pero rara vez explican de manera lógica cómo estas prácticas logran realmente lo que se afirma. A menudo se proporciona muy poca evidencia empírica que respalde sus afirmaciones.

Algunos gurús sumergen a sus lectores en hipérboles, lanzando muchos conceptos y puntos de vista mutuamente contradictorios sin entrar en detalles reales. Hablan en términos de energía cósmica, superconciencia, conciencia supramundana, etc. Rara vez se explica o define lo que realmente son.

Utilizando algunas jergas médicas modernas o vagas analogías con las teorías de la física cuántica, estos gurús intentan dar una cara científica a sus teorías místicas.

Este enfoque del Yoga tiene dos problemas. En primer lugar, sin una comprensión clara de los mecanismos subyacentes detrás del Yoga, es difícil aprovechar todo su potencial. En segundo lugar, un sistema mal comprendido a menudo se distorsiona y diluye con el tiempo.

Lo que necesitamos es un sistema claramente definido con conceptos sólidos. Un sistema que pueda ponerse a prueba de forma objetiva en la medida de lo posible. Un sistema que puede producir resultados predecibles en los que se puede confiar.

¿Acaso el Yoga que vemos a nuestro alrededor cumple con estos criterios?

La mayoría de la gente piensa que el Yoga es una práctica orientada al cuerpo, un conjunto de posturas corporales o algunos tipos de ejercicios de respiración, etc. El objetivo de estas personas suele ser mantenerse en forma y saludable.

La salud y el buen estado físico son definitivamente importantes. Pero el Yoga no es sólo eso.

El yoga tiene una amplia gama de utilidades que van desde la mejora de la salud mundana hasta la reducción del estrés, el desarrollo de la concentración mental, la mejora de las capacidades mentales, el sabor de una dicha inexplicable, la realización definitiva y, finalmente, el establecimiento de un mundo más pacífico y habitable.

Pero algunos de estos no son realmente el objetivo del Yoga, sino que son sólo subproductos que uno puede cosechar mediante la práctica sincera del Yoga, como veremos más adelante.

El yoga tiene una larga historia de miles de años. Durante un período de tiempo, el Yoga ha sufrido varios cambios y ha adoptado muchas formas nuevas. Lo que hoy se proyecta como Yoga es sólo la punta del iceberg.

¿Qué es entonces realmente el Yoga?
El ampliamente reconocido creador del Yoga, Patanjali, define el Yoga como

> *El yoga es restringir las actividades de la mente.*
>
> *- Yoga Sutra 1.2*

Eso significa que el Yoga consiste en calmar completamente la mente. No significa que tener la mente tranquila sea el objetivo del Yoga. Calmar la mente es sólo un medio, un método para alcanzar algo que está más allá de la mente. Lo que eso es, lo veremos más adelante.

Como queda claro en esta segunda afirmación del Yoga Sutra de Patanjali, el Yoga es principalmente un sistema orientado a la mente que tiene muy poco de lo que hoy vemos como Yoga.

Profundicemos un poco más en este Yoga original propuesto por Patanjali.

El Yoga de Patanjali se describe en su obra *Yoga Sutra* , una colección de 195 Sutras. Un *Sutra* es una expresión concisa de ideas, a menudo transmitidas en la menor cantidad de palabras posible.

Estos Sutras se distribuyen en cuatro capítulos, a saber, *Samadhi Pada* , *Sadhana Pada* , *Vibhooti Pada* y *Kaivalya Pada.*

La demarcación entre estos capítulos no es muy clara. Las discusiones a menudo rebasan los límites de los capítulos. Parece como si alguien hubiera dividido lo que originalmente era un único texto continuo en varios capítulos.

Los dos primeros capítulos tienen el núcleo del Yoga Sutra. Tratan los conceptos básicos y la metodología. Normalmente me concentro en estos dos capítulos ya que el resto de los capítulos parecen ser adiciones posteriores.

La mayoría de la gente cree que este Yoga de Patanjali fue propuesto en algún momento durante el año 200 a.C. Hay quienes sostienen que fue compuesto mucho más tarde, en algún momento entre el 400 y el 600 d.C. Pero, por razones que analizaré más adelante, sostengo la opinión de quefue propuesto el año 200 a.C. o antes, la época de Patanjali.

Definitivamente no soy muy riguroso con estas fechas, pero a veces las fechas ayudan a comprender cómo fluyeron las ideas de una etapa de desarrollo a otra. Esto también es importante para comprender cómo el Yoga actual llegó a ser lo que es: los factores que influyeron en dicho cambio, etc.

El tema principal del Yoga de Patanjali era modular la mente para llevarla a un estado de completa tranquilidad. El propósito era alcanzar la realización última de nuestra existencia individual.

La meditación se proyecta como el medio para alcanzar esa meta. Aunque este Yoga habla muy brevemente sobre posturas corporales y ejercicios de respiración, su intención es más bien una preparaclón para la meditación y no un objetivo independiente. La mejora de la salud nunca fue un objetivo.

El Yoga de Patanjali tiene 8 pasos y a menudo se lo conoce como *Ashtanga Yoga* . Muy brevemente, estos pasos son *Yama* , *Niyama* , *Asana* , *Pranayama* , *Pratyahara* , *Dharana* , *Dhyana* y *Samadhi* .

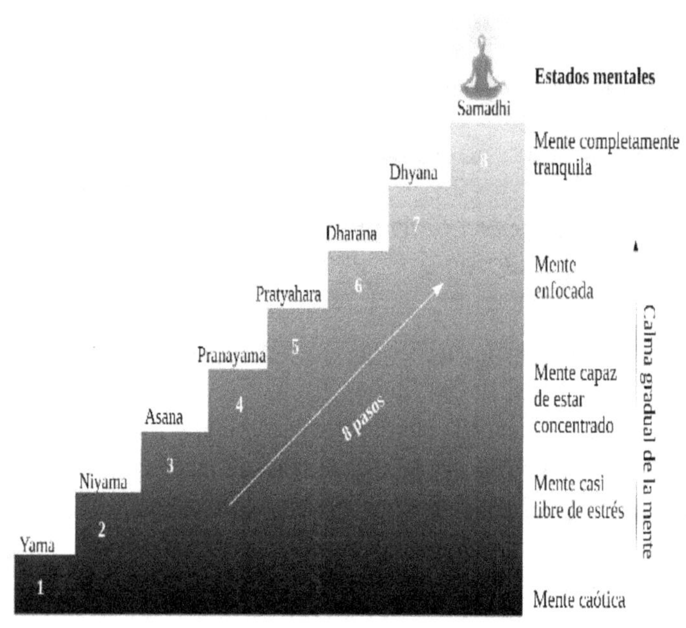

Figura 1 Ocho pasos del Yoga de Patanjali

Los gurús modernos, aunque afirman que su Yoga es el Yoga de Patanjali, en realidad no ven estos 8 pasos como una serie de pasos ascendentes interconectados. Chacharean sobre el significado de la palabra " *ashtanga"* , que literalmente significa ocho miembros.

Dicen que estos ocho no necesariamente deben practicarse en secuencia y pueden estar separados. Se centran principalmente en uno o algunos aspectos de este Yoga. La mayoría de ellos se centran en Asanas o posturas corporales.

Hablaré sobre cada uno de estos pasos con mayor detalle más adelante. También señalaré claramente cómo estas medidas están interrelacionadas y no pueden adoptarse de forma fragmentada como se hace hoy.

Si tomamos la definición de Yoga de Patanjali y su enfoque en la meditación, podemos ver que los orígenes de este Yoga fueron mucho antes de Patanjali. Probablemente, miles de años antes del 200 a.C.

El budismo que precedió a Patanjali por aproximadamente 4 siglos, más específicamente, tenía prácticas meditativas casi alineadas con el Yoga de Patanjali.

También tenía pasos preparatorios como Yama, Niyama y Pranayama antes de entrar en Dhyana o meditación. Por eso llamo a estas prácticas también Yoga. Sospecho que Patanjali fue influenciado por estas prácticas e ideas budistas. O al menos ambos tenían un origen común.

Aunque el budismo tenía creencias casi idénticas a las de todos los demás sistemas indios antiguos, era una verdadera ideología atea. No creía en Dios ni en el alma.

Por el contrario, el sistema de Patanjali se centraba en el alma. Salvo esto, estos dos sistemas, el de

Patanjali y el de los budistas, tenían pasos preparatorios muy similares, técnicas de meditación muy similares y objetivos muy similares. Veámoslos más de cerca más adelante.

Las prácticas de yoga o meditación no comenzaron con Buda. Incluso antes de Buda, existían técnicas de meditación. Buda podría haberlos formalizado y hecho más prácticos.

Por ejemplo, la gran escritura india, el Bhagavad Geetha, habla de muchas formas de Yoga. Utiliza la palabra Yoga en una connotación muy amplia.

Más específicamente habla de *Jnyana Yoga* , *Karma Yoga* , *Dhyana Yoga* y *Bhakti Yoga* .

La palabra Yoga en estos casos se utiliza para significar un camino. Jnyana Yoga – camino de indagación, Karma Yoga – camino de acción, Dhyana Yoga – camino de meditación y finalmente Bhakti Yoga – camino de devoción. Entre estos, Dhyana Yoga es algo más cercano al Yoga del que ahora hablamos.

Se cree que el Bhagavad Geetha es prebudista al menos en su forma original. Los tradicionalistas creen que tiene más de 5000 años. Algunos historiadores modernos dicen que es al menos 800 años antes de Cristo.

Hay un capítulo completo en el Bhagavad Geetha dedicado a la forma meditativa del Yoga. Bhagavad Geetha también habla sobre la mayoría de los conceptos de Yoga de Patanjali de manera informal. A medida que profundicemos en los aspectos meditativos del Yoga, veremos algunos de ellos.

Si retrocedemos más en la historia, probablemente estas prácticas meditativas comenzaron en las escrituras indias más antiguas, a saber, los *Upanishads* .

Los Upanishads son partes de *los Vedas* . Los Vedas se encuentran entre las escrituras más antiguas que conocemos en la actualidad. La fecha exacta de su composición es incierta. Pero definitivamente antes del 3000 a. C.: los tradicionalistas creen que no tienen autor y son eternos.

Los Upanishads tratan principalmente de verdades últimas y de la forma de alcanzar esa verdad. Sugieren que conocer la verdad última puede otorgar paz eterna. Declaran que se puede alcanzar la verdad última mediante la meditación, casi en línea con lo que dice el Bhagavad Geetha o incluso Patanjali.

Lo que tenían en común la metodología de Patanjali, los budistas, el Bhagavad Geetha y los Upanishads era un enfoque sistemático para calmar la mente. Una forma de ir más allá de la mente utilizando la mente.

Todos ellos adoptaron la meditación como vehículo para alcanzar una mente tranquila. Todos ellos vieron la liberación de todas las miserias como el resultado final. Si bien los budistas tenían una idea diferente sobre la verdad última, todos trabajaron para alcanzar esta verdad última.

Las prácticas meditativas han formado parte de diversas civilizaciones antiguas independientemente de su ubicación geográfica. Puede que no se llamara Yoga, pero las prácticas podrían ser similares.

Los antiguos griegos, ya sea Platón o incluso Pitágoras, tenían sus versiones de prácticas meditativas. Lo mismo hicieron los santos bíblicos antes de Jesús.

Jesús practicó la Meditación durante toda su vida. Uno se encuentra con narraciones de Jesús pasando varios días en meditación antes de pronunciar el conocido *Sermón de la Montaña* . La Biblia también menciona cómo Jesús solía recluirse y sumergirse en meditación de vez en cuando.

Incluso el profeta Mahoma dictó el Sagrado Corán basándose en sus experiencias meditativas. En los primeros años de su búsqueda espiritual, Mahoma solía pasar días meditando en las cuevas de La Meca.

Estoy seguro de que muchas otras civilizaciones antiguas tenían santos que seguían diversas prácticas meditativas. Lo que pasa es que no somos conscientes de ellos, a veces por barreras lingüísticas.

Lo que es exclusivo de los sabios indios es que profundizaron en el tema de la meditación, analizaron varios aspectos del mismo, los formalizaron en un sistema lógicamente sólido e incluso registraron las técnicas para que otros las siguieran. Patanjali continuó esa tradición.

Pero lo que ocurrió después de Patanjali fue algo interesante. Durante algunos siglos, el Yoga de Patanjali continuó como una escuela hermana de la antigua filosofía Samkhya. Aunque Samkhya hacía hincapié en la lógica y el razonamiento, también creía en la realización última como una salida a nuestros problemas mundanos.

Luego, gradualmente, un conjunto paralelo de prácticas que estaban fuertemente influenciadas por antiguas creencias tántricas comenzaron a apoderarse del Yoga.

Los tántricos creían que podían obtener supremacía sobre la naturaleza controlando el cuerpo y la mente. En particular, desarrollaron prácticas que provocaban directamente instintos básicos como el sexo, e intentaron controlarlos por la fuerza. Creían que al obtener supremacía sobre la naturaleza podían alcanzar poderes místicos y volverse inmortales.

Con el tiempo, estas prácticas se reformaron y desarrollaron hasta convertirse en un sistema que es una mezcla de control explícito y meditación.

Estos tántricos reformados no sólo creían en el control de los instintos sexuales sino también de otras funciones corporales como la respiración misma. Eso dio el nombre de *Hatayoga* – Yoga de la fuerza – a esta nueva forma de Yoga. También se le llamó *Ghata Yoga* – Yoga del cuerpo.

El sexo todavía era primordial en las mentes de estos primeros tántricos reformados. La preservación de la energía sexual, a la que llamaron *Bindu* , se considera una forma de alcanzar la inmortalidad.

Muchos de sus métodos se centraban en preservar la energía sexual. Creían que esta energía sexual o Bindu goteaba desde la cabeza y finalmente era expulsada del cuerpo como líquido seminal durante el acto sexual.

Cualquiera que consiga retener esta energía sexual no sólo se volverá inmortal sino que también alcanzará muchos poderes psíquicos. Ésa era su firme convicción.

El yoga, que era predominantemente una práctica orientada a la mente, se convirtió gradualmente en una práctica orientada al cuerpo. En contraste con los métodos y objetivos bien definidos de Patanjali, el Yogao tomó forma como un sistema místico.

Alrededor del siglo XII al XV [dC] , este nuevo sistema de Yoga fue desarrollado aún más por místicos pertenecientes al *culto Nath* . Las primeras ideas rudimentarias sobre la energía sexual recibieron más tarde una forma más formal como *Kundalini* , una fuerza que yacía latente en el área del perineo. Esta zona situada entre el ano y la base de los genitales masculinos se llamaba *Moolaadhaara*. Ésta era la sede de Kundalini.

El control de la respiración fue visto como un método para despertar esta fuerza Kundalini y dirigirla hacia la cabeza de donde provenía. Se sugirieron varias posturas corporales para ayudar en este despertar de Kundalini. También se afirmó que estas posturas mantenían el cuerpo en forma y saludable.

La realización definitiva, que fue el núcleo del Yoga desde tiempos inmemoriales, quedó en un segundo plano. Permanecieron el misticismo, la adquisición de poderes psíquicos y el logro de la inmortalidad, que eran características distintivas de las prácticas tántricas originales.

Supongo que, durante un período de tiempo, la composición original de Patanjali, es decir, los Yoga Sutra, también sufrió cambios para reflejar el cambio de escenario.

En muchos de mis libros me centro sólo en los dos primeros capítulos del Yoga Sutra, ya que sostengo que los dos últimos capítulos fueron añadidos más tarde por algún autor o autores distintos de Patanjali. Estos autores parecen haber tenido cierta experiencia en las primeras ideas hatayógicas.

El capítulo 3 del Yoga Sutra, a saber, *Vibhooti Paada* , se refiere más específicamente a algunos Chakras y demás, lo cual es básicamente una idea hatayóguica. Pero no se menciona *Kundalini* en los Yoga Sutra.

Probablemente las ideas relacionadas con Kundalini aún no se habían desarrollado en ese momento. El énfasis en este capítulo está predominantemente en la obtención de poderes psíquicos que eran de principal interés para hatayogis.

El estilo narrativo de los dos últimos capítulos no es tan preciso y lógico como el estilo de los dos primeros capítulos. El misticismo se puede ver a lo largo de estos dos últimos capítulos.

Incluso partes del Bhagavad Geetha fueron posteriormente reinterpretadas para leer en ellas ideas de Kundalini. Un ejemplo bien conocido es Jnyaneshwari, una obra de Nath saint Jnyaneshwar .

Este texto muy popular, compuesto en algún momento del siglo XII y modificado continuamente hasta el siglo XVI es un comentario del Bhagavad Geetha. Se pueden ver menciones explícitas de Kundalini y otras ideas hatayógicas en esta composición. Estas ideas no se encuentran en la versión original del Bhagavad Geetha.

Pero si uno observa las similitudes entre los Yoga Sutra y las técnicas budistas, las prácticas narradas en el Bhagavad Geetha y los Upanishads, parece bastante razonable suponer que el Yoga de Patanjali fue el sucesor natural de estos sistemas.

Esta visión se fortalece aún más si uno ve el contraste entre los métodos de Patanjali y los métodos que encuentran lugar en textos de Yoga posteriores que comenzaron a surgir después del siglo X [dC].

Esta nueva forma mística de Yoga se concretó más o menos en el siglo XV [dC] mediante el conocido texto *Hatapradeepika* de Swami Swaatmaaraama. Swaatmaaraama perteneció al linaje Nath, que inició grandes cambios en el Yoga.

Durante un período de tiempo se desarrollaron cientos de nuevas posturas corporales. Se concretaron las ideas de Kundalini, Chakras, etc. que formaban el núcleo del Hatayoga. Y nació un sistema de Yoga completamente nuevo.

Durante los siguientes siglos se intentó unificar el Hatayoga y Yoga de Patanjali. El propio Hatapradeepika declara el Hatayoga como un proceso preparatorio al Yoga de Patanjali. Hatapradeepika se refiere al Yoga de Patanjali como *Raja Yoga* – Rey del Yoga.

Muchos textos más nuevos que imitan los textos védicos antiguos en estilo narrativo y nombre también fueron compuestos por hatayogis posteriores para dar autenticidad a su forma de Yoga. Se escribieron nuevos Samhitas, surgieron nuevos Upanishads que elaboraron ideas hatayógicas. Entre ellos se encontraban bien conocidos Gheranda Samhita, Siva Samhita, Yoga Upanishads, etc.

Pero al observar el contraste entre las ideas básicas que subyacen a Yoga de Patanjali y al Hatayoga, rara vez se pasa por alto que se trata de un intento de unificar sistemas divergentes.

El Yoga moderno está más estrechamente relacionado con el Hatayoga que con Yoga de Patanjali. Pero a la mayoría de los profesores de Yoga modernos les gustaría afirmar que Yoga de Patanjali es la fuente de lo que propagan. Cualquiera que estudie estos dos sistemas de Yoga puede ver claramente el amplio contraste entre estos dos sistemas de Yoga.

He proporcionado más detalles sobre la forma en que el Yoga progresó a lo largo de los siglos al final del libro en un apéndice titulado 'Cronología del Yoga'.

Este libro analiza este amplio espectro de prácticas que se extendieron a lo largo de miles de años y sobreviven hasta el día de hoy, aunque en gran medida se han transformado. El principal factor motivador en todas estas prácticas es el fuerte anhelo humano de adentrarse en ámbitos que van más allá de lo mundano.

En este libro no intento unificar estos sistemas divergentes ni promover un único sistema de Yoga. Mi idea es seleccionar cosas buenas de cada uno de estos sistemas y proponer un conjunto de prácticas que puedan ser beneficiosas para todos, sin importar cuál sea su objetivo.

He elegido al Yoga de Patanjali como el hilo conductor en torno al cual analizo diversos aspectos relacionados. He elegido al Yoga de Patanjali como tema central porque es holístico y tiene el respaldo de miles de años de legado. Además, es el sistema más lógico en comparación con muchos desarrollos posteriores.

He tratado de considerar a las personas con sus diversos intereses: mejora de la salud, reducción del estrés, mejora de las capacidades mentales, experiencias espirituales, así como conocimientos avanzados sobre los antiguos pensamientos filosóficos indios.

La discusión combina métodos prácticos con pensamiento analítico y, finalmente, conocimientos espirituales.

También he tratado de desarrollar la discusión en torno a un marco lógico y científico sólido y libre de misticismo.

Más concretamente, he realizado un análisis basado en la neurociencia del sistema completo de Yoga. Esto nos permite estudiar científicamente el Yoga y alcanzar una mayor claridad. Tal claridad no sólo puede hacer que el Yoga sea más efectivo sino también prevenir su degeneración.

Mi principal interés en el Yoga es como sanador de la mayoría de los males actuales, ya sea violencia generalizada, privaciones, intolerancia o desigualdad. Esto podría sorprender a alguien que está acostumbrado a pensar que el Yoga es simplemente un potenciador de la salud a nivel personal.

Mi afirmación es que el Yoga mejora la salud no sólo a nivel individual, sino también la salud de la sociedad en su conjunto. No hablo sólo en términos de salud física, sino también de salud psicológica, intelectual y espiritual.

Esto puede parecer una ilusión, pero creo firmemente que un sistema de Yoga bien comprendido e implementado en su forma original tiene el potencial de lograrlo. Veamos cómo.

El yoga es la solución a todos los problemas del mundo.

Uso este título como una secuencia de palabras sobrecargadas. Al mismo tiempo, estoy implicando que el Yoga es la solución a todos nuestros "problemas mundanos", así como a todos los "problemas del mundo".

Puede parecer que estoy exagerando sobre el Yoga. Pero es cierto, como explico más adelante.

Hace unas décadas, hubo una guerra y un derramamiento de sangre masivo en una región europea. El mundo entero estaba dividido sobre quién tenía razón y quién no. Pero miles de personas inocentes sufrieron sin tener culpa alguna. Fue realmente patético.

Y apareció un Yogui de renombre internacional. Ofreció resolver todos los problemas y detener la masacre sólo por unos pocos miles de millones de dólares. Su plan era enviar 5.000 yoguis entrenados a la región devastada por la guerra. ¡Estos yoguis meditarían y listo! ¡Todo sería pacífico!

Me sorprendió, como probablemente te sorprende a ti, esa maravillosa y desconcertante afirmación. ¿Cómo es posible tal cosa? Inmediatamente escribí a la organización de este yogui preguntándoles cómo se cree que tal cosa es posible.

Fui un poco ingenuo al esperar una respuesta. Y nunca conseguí una. En lugar de eso, me pusieron en su 'lista de correo' y comencé a recibir material publicitario no solicitado de la organización Yogi ☺.

En realidad, era parte de un truco publicitario en el que estaba involucrada la organización Yogi. Mucha atención, muchas cabezas mirando, significa más "clientes" para la organización Yogi.

Eso es lo que le está sucediendo al Yoga hoy. Está muy comercializado y es visto como una mina de oro. Todo el mundo está ansioso por ganar dinero rápido.

Pero si lo vemos honestamente, el yoga tiene potencial para resolver muchos de nuestros problemas personales, ya sea mala salud, estrés, falta de concentración, incapacidad para alcanzar nuestras metas, conflictos interpersonales, etc.

Al mismo tiempo, el Yoga puede ser un transformador completo de la sociedad en la que vivimos. Puede reducir los conflictos, el odio, la desconfianza mutua, la opresión, las privaciones, etc. No como una magia de miles de millones de dólares sino como una solución practicable a largo plazo.

Entonces, el Yoga no sólo puede resolver los problemas de nuestro mundo, sino también los problemas del mundo.

No me refiero a un mundo imaginario ideal en el que una vaca y un tigre vivan felices para siempre, sin hacerse daño mutuamente. Tal cosa simplemente no es posible. Es probable que existan conflictos de intereses, ya que probablemente sea parte del diseño de este mundo.

Pero seguramente podemos intentar minimizar los problemas evitables y podemos esperar vivir felices, tan felices como sea prácticamente posible.

¿Qué le da al Yoga una capacidad tan maravillosa?

En primer lugar, el yoga hace que sea un requisito previo vivir una vida honesta, contenta y equilibrada que dé un margen mínimo a los conflictos. Patanjali llamó a este prerrequisito Yama y *Niyama*. Buda lo llamó forma correcta de vivir. Bhagavad Geetha lo llamó vida equilibrada.

En segundo lugar, el yoga imparte una claridad que supera muchos bloqueos mentales que, en última instancia, resultan en problemas. A menudo tendemos a cometer errores porque nos engañamos por nuestras percepciones miopes. Estas percepciones no nos permiten ver más allá de nuestro círculo limitado de nosotros mismos y nuestra familia. El yoga amplía esta visión proporcionándonos una visión más holística.

Pero desafortunadamente, muchos gurús del yoga modernos ignoran totalmente estos prerrequisitos mientras sumergen a sus discípulos en ingeniosos juegos de palabras que los llevarían aún más hacia la falta de claridad y el egocentrismo.

Estos maestros no han establecido modelos correctos ni por su estilo de vida ni por sus obras. Rara vez son ejemplares. Están ocupados construyendo su propio imperio.

Consideran que personas como Jesús y Buda están pasadas de moda. Dicen que no hay nada malo en buscar ganancias mundanas más allá de las necesidades básicas.

Han convertido el Yoga en otro negocio lucrativo. El yoga se vuelve totalmente ineficaz en tales casos. E incluso puede convertirse en una fuente de problemas.

Estoy seguro de que hay Gurús que son excepciones. Probablemente estos gurús rara vez reciben la atención pública. Siempre permanecen detrás de escena, evitando toda publicidad. Hacen su trabajo en silencio, sin pompa ni espectáculo. Tendrá suerte si encuentras a una de esas personas.

Pero, en general, comprender mejor el Yoga nos protegerá contra muchas aberraciones que se han infiltrado en el Yoga y nos llevará a un mundo más pacífico.

Entonces, observemos de cerca cada aspecto del Yoga, su trasfondo, su teoría y práctica, así como su papel e implicaciones. Esto es lo que les explicaré en los capítulos siguientes.

Continúa leyendo en un estado de ánimo relajado, reflexionando sobre cada idea mientras la discutimos. Estoy seguro de que llegará a una comprensión sorprendentemente nueva del Yoga en la que probablemente no había pensado antes.

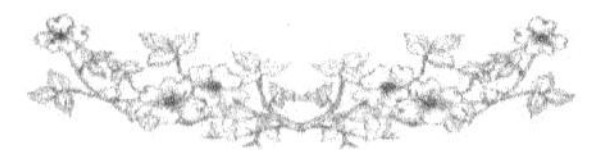

¿Cómo ser feliz?

Si eres una persona que piensa que siempre es feliz, probablemente no necesite leer este libro. Pero desafortunadamente, la mayoría de nosotros seguimos oscilando entre momentos felices y tristes a lo largo de nuestras vidas.

Parece como si la felicidad y la infelicidad fueran dos caras de la misma moneda. Justo cuando te sientes feliz y relajado, ¡algún problema u otro se asoma! Desearía ser siempre feliz sin descanso.

Todos queremos ser felices para siempre. Todas nuestras acciones y esfuerzos están dirigidos a ese fin. Pero ¿qué es la felicidad? ¿Alguna vez ha reflexionado seriamente sobre ello?

Nuestra definición de felicidad parece cambiar de vez en cuando.

Un niño recién nacido es más feliz si duerme pegado al cuerpo de su madre. Disfruta del calor de su cuerpo. Se siente segura escuchando la música rítmica que emana de su corazón.

Y de vez en cuando, chuparle los pechos le proporciona una felicidad incomparable. No le interesa nada más. Se vuelve terriblemente infeliz si se le saca de ese estado. ¡Grita como si se hubiera desplomado el cielo!

Pero el mismo niño cuando crece, quiere mirar a su alrededor y explorar nuevas posibilidades de disfrute. Quiere ver, tocar y saborear cosas diferentes; Escuche las voces de los demás a su alrededor. Encuentra la felicidad en los juguetes y la compañía humana. Sólo la madre ya no lo hace feliz.

Cuando el niño llega a la adolescencia, empieza a disfrutar de la compañía de otras personas de su edad. Muestra interés en aprender cosas cada vez más nuevas. Se maravilla ante el colorido mundo que lo rodea y queda fascinado por él. Y poco a poco, a medida que crece, se siente más cómodo en compañía del sexo opuesto.

Luego llega una etapa en la que el dinero, el poder, el nombre y la fama se convierten en la fuente de la felicidad.

Pero si has observado con atención, toda esta felicidad se obtiene al realizar diversas actividades físicas. Son de naturaleza "física".

Algunos evolucionan hasta una etapa en la que todos estos placeres "físicos" no los satisfacen plenamente. Intentan obtener felicidad en actividades intelectuales. Se convierten en científicos, personas creativas o incluso filósofos.

Pero la felicidad siempre resulta esquiva. Algún objetivo que parece alcanzable pero nunca alcanzado. Puede haber una fase en la que sienta que "Sí, ya lo he encontrado", pero después de esa fase, ¡reiniciará su búsqueda salvaje una vez más, hacia una meta que nunca se alcanza!

¿Por qué sucede esto?

Los antiguos indios nos dan tres razones por las que no podemos ser felices por mucho tiempo. Hay una historia interesante en uno de los antiguos Upanishads indios, a saber, el *Brihadaranyaka Upanishad* .

El sabio Yajnyavalkya decidió una vez abandonar la vida mundana y emprender Sanyasa, la vida de un renunciante. Entonces, distribuyó toda su riqueza entre sus dos esposas. Una de sus esposas, Maitreyi, que era muy filosófica, le preguntó si toda su riqueza podría hacerla feliz para siempre.

Yajnyavalkya le dijo que ninguna cantidad de riqueza en el mundo puede hacer feliz a nadie para siempre. Las razones son

1. La felicidad derivada de las cosas materiales dura poco, ya que cualquier cosa material no dura para siempre. Y nuestra capacidad de disfrutar es ilimitada tampoco. Por muy sabrosa que sea la comida, no puedes seguir comiendo porque tarde o temprano te sentirás lleno y no podrás comer más.

2. Nunca estarás completamente satisfecho con la felicidad material. Te sientes saciado por un momento, pero después de un tiempo, el antojo vuelve a estallar. No sólo eso, sino que empezarías a esperar que el siguiente fuera más divertido que el anterior. Entras en una interminable persecución de placeres.

3. Te limitas a tu existencia como cuerpo físico. Nunca podrás evolucionar más.

¿Y así qué?, te podrás preguntar. Sigue disfrutando mientras puedas. Ésa parece ser la postura adoptada por la mayoría de nosotros.

Pero nuestras vidas tienen una duración limitada. Tarde o temprano tendremos que salir. Cuando finalmente salgamos, habrá muchas cosas que no pudimos disfrutar en nuestro tiempo limitado de vida.

Si eres judío, cristiano o musulmán tienes que esperar hasta el fin del mundo o el día final del juicio. En ese momento se decide si vas a disfrutar más o a sufrir para siempre. Pero no hay garantía de que disfrutes incluso después de una espera tan larga ☺ Todo depende de la misericordia de Dios todopoderoso y de tus acciones pasadas.

Al menos los hindúes y otros pertenecientes a religiones orientales están en mejor posición. Tienen una fe firme en el renacimiento después de la muerte. Existe la esperanza de que puedas continuar tu saga de disfrute en el próximo nacimiento ☺ , algo así como 'continuación en el próximo episodio...'.

Suponiendo que el renacimiento ilimitado sea una posibilidad, incluso después de disfrutar sin cesar, no hay garantía de que uno quede completamente saciado. Y la insatisfacción conduce a la miseria.

Los antiguos budistas de la India encontraron una solución inteligente. Dijeron: "Asegúrate de no existir en absoluto". Después de todo, "nuestra propia existencia es la causa fundamental de nuestras miserias", dijeron.

Pasaron toda su vida para asegurarse de no volver a nacer. No hay existencia, ni anhelo, ni insatisfacción, ni miseria... y tampoco felicidad ☺. ¡Para ser feliz es necesario al menos existir!

Pero sus homólogos védicos son más inteligentes. Quieren mantener abiertas ambas opciones: el disfrute material y la libertad total del anhelo y la insatisfacción. Dijeron que "tú puedes decidir lo que quieras. Puedes disfrutar un rato, antes de decidir cambiar de marcha y salir de todo el lío".

Eso es lo que hizo el sabio Yajnyavalkya. Disfrutó de su vida con todas sus riquezas y sus esposas. Pero cuando decidió que ya era suficiente, tomó el camino Sanyasa. En Sanyasa, Yajnyavalkya estaba planeando alcanzar la realización suprema que lo llevaría a la felicidad eterna.

Ése era el tipo de enfoque adoptado por los antiguos indios. A diferencia de los budistas, no estaban en contra de la vida. Pero querían mantener abierta la opción de seguir evolucionando. Y es el cuerpo el que lo ayuda a uno a lograr incluso eso.

Me gusta este último enfoque. Después de todo, ¿para qué sirve este cuerpo, si lo único que queremos es liberarnos de sus enredos? El enfoque budista me parece contrario a la intuición. No importa por qué entramos en este cuerpo en primer lugar, ¿tiene que tener un propósito este cuerpo?

Bueno, los budistas no aceptan el concepto de "nosotros" que estamos sufriendo. Cuestionan este concepto de "nosotros". Dicen que "¡no hay nada más allá del cuerpo y la mente!" "No hay 'nadie' que disfrute o sufra. La subjetividad es sólo una ilusión".

¿Entonces de qué se trata todo eso? ¿Por qué recorrer el arduo camino de la meditación y otras prácticas? ¿Por quién?

Olvidémonos de esa línea de pensamiento.

Por otro lado, no estoy dispuesto a esperar eones hasta el día del juicio final, ¡sólo para que me digan que no estoy calificado para disfrutar más! Preferiría seguir nacimiento tras nacimiento, con la esperanza de saciarme por completo, y luego pensar en evolucionar más hacia el reino de la felicidad eterna. ☺

Bromas aparte, creo que necesitamos adoptar un enfoque más prudente, que pueda mostrar resultados perceptibles en el corto plazo y no promesas de un futuro invisible. Cada religión tiene sus propios puntos de vista y no sabemos cuál es la correcta. No todos pueden tener razón al mismo tiempo. ¿Pueden?

En la siguiente sección analizaré un enfoque más práctico adoptado por los antiguos indios que parece ser el camino a seguir.

La forma correcta de disfrutar

A veces me sorprende la carrera de las ratas que se desarrolla en nombre del disfrute. La gente hace cualquier cosa para "disfrutar". Para muchas personas, el disfrute es el verdadero propósito de su vida.

No estoy en contra del disfrute per se. No soy como aquellos antiguos budistas que consideraban el disfrute como la causa de todas las miserias. Abogaban por evitar todo disfrute mundano.

Pero sólo desaprobaban este disfrute mundano. No tenían ningún problema con el disfrute o la dicha que uno experimenta como resultado de las prácticas meditativas.

El budismo evitaba los disfrutes mundanos y abogaba por una vida de renunciación, probablemente debido a los extremos en los que se había aventurado la humanidad en aquellos días. La sociedad estaba desgarrada por la guerra y hubo matanzas masivas.

Buda apareció en esta tierra cuando la India estaba plagada de derramamiento de sangre impulsado por una codicia extrema. El entonces príncipe Ajatasatru mató a su propio padre para ascender al trono. Incluso conspiró para matar a Buda. Pero Buda reformó incluso a esa persona con sus sensatos consejos y finalmente Ajatasatru renunció a las extremidades.

Buda quería limitar este extremo tomado por la humanidad que en última instancia los llevaría a una gran miseria. Se le ocurrieron sus "cuatro nobles verdades", una de las cuales identifica el deseo incontrolado de disfrute como la causa fundamental de toda miseria. Por eso, abogó por el rechazo total del disfrute mundano como remedio.

Las raíces védicas a las que pertenecía Buda nunca propugnaron el rechazo total del disfrute. De hecho, *Kama* o disfrute mundano era uno de los cuatro alcanzables para cualquier persona. Los otros tres son *Dharma* o rectitud, *Artha* o adquisición de riqueza y

Moksha o liberación completa de los enredos mundanos. Pero había una manera de hacerlo.

Primero se suponía que una persona debía estudiar la rectitud o *Dharma* que gobernaba tanto la vida del individuo como su participación en la sociedad en su conjunto.

Una vez que una persona domina el Dharma, entonces y sólo entonces se le permite ganarse la vida, sin violar las normas establecidas por el Dharma o la rectitud. Eso era *Artha* o riqueza.

Una vez que un hombre estaba bien establecido en la sociedad como individuo responsable, tenía derecho a disfrutar del mundo de manera justa. Eso era *Kama* o disfrute.

Después de disfrutar tanto como quisiera o mientras el cuerpo lo permitiera, y lo más importante, sin transgredir los límites establecidos por la rectitud o el Dharma, uno podría optar por aspirar a la liberación completa de todos los enredos. Ese fue *Moksha* .

De esta manera , *Dharma* (rectitud), *Artha* (riqueza), *Kama* (disfrute), *Moksha* (liberación final), eran los cuatro alcanzables a los que uno debería aspirar, según la antigua forma de vida india. Se hizo hincapié en una forma de vida responsable, tanto como individuo como como parte de una sociedad sana.

Al menos en el caso de Buda, pasó por el estudio del Dharma en sus primeros años de vida. Era un príncipe que heredó muchas riquezas. Por lo tanto, no era necesario que ganara riqueza.

Se casó e incluso tuvo un hijo. Pero finalmente, a los 40 años, decidió renunciar a la vida mundana para trabajar por el mejoramiento de la sociedad y también por su propia emancipación definitiva. Su excesivo énfasis en lo último que se puede lograr, es decir, *Moksha* , puede no haber sido destinado a todas las personas.

Esto era exactamente lo que planeaba hacer el sabio Yajnyavalkya en la historia upanishádica que narramos anteriormente.

En la antigua India, la vida de un individuo se dividía en 4 trimestres, cada uno de los cuales abarcaba 25 años. Durante los primeros 25 años se suponía que uno debía estudiar el Dharma. En aquella época, uno vivía con sus profesores en Gurukuls o escuelas residenciales.

Durante este tiempo, el disfrute mundano estaba completamente prohibido. Había que centrarse por completo únicamente en los estudios. Nada de trabajos a tiempo parcial. Nada de citas ni fiestas como vemos a los estudiantes hoy en día, comprometidos ☺

Sólo después de completar el estudio, uno era elegible para ganar y disfrutar. Pero, nuevamente, ¡dentro de los límites justos! Uno tenía derecho a casarse, formar una familia y vivir una vida mundana cómoda.

Desempeñar un papel activo en la sociedad, ayudando a sus semejantes: esa era la etapa después de los primeros 25 años y durante los siguientes 25 años.

De los 50 a los 75 años era el período de transición en el que uno se preparaba para una salida elegante de la vida mundana activa. Durante este tiempo, uno entraba en lo que se llama *Vanaprastha* o etapa de habitante del bosque.

Durante ese tiempo, él (Yajnyavalkya) y su esposa vivieron en el bosque junto con otra pareja, subsistiendo con todo lo que se encuentra naturalmente disponible en los bosques. Se suponía que debían prepararse gradualmente para separarse de la sociedad y avanzar hacia la vida espiritual.

Sólo al final de la vida, es decir, entre los 75 y los 100 años, uno tenía la opción de trabajar en la liberación o Moksha. Pero no era necesario que todos intentaran llegar al Moksha. Pueden también continuar en la etapa de habitantes del bosque hasta su muerte.

¿Pero qué estamos haciendo hoy? La palabra justicia ha perdido su significado. 'Todo lo que es correcto para mí' es nuestra definición de justicia. El disfrute se ha convertido en el único objetivo.

Pero existe una diferencia entre disfrutar y disfrutar responsablemente. De lo contrario, no nos diferenciamos de los animales que están totalmente guiados por el instinto y sin capacidad de pensar.

Este tema fluye en todas las antiguas escrituras indias y alguna vez fue la forma de vida india. Uno de los Upanishads, a saber, el *Ishavasya Upanishad* , dice que

---

"Uno debe aspirar a vivir cien años completos, disfrutando de la vida.

Es el mismo mensaje que se ve en el Bhagavad Geetha. Incluso el Yoga propuesto por Patanjali comienza en el mismo escenario.

El disfrute del que se habla en el versículo anterior era el disfrute mundano, que es físico. Eso se obtiene a través del cuerpo o de la mente.

Pero eso no es todo.

Disfrute más allá del cuerpo y la mente

Todos estamos familiarizados con el disfrute que obtenemos utilizando nuestros diversos sentidos y órganos. También disfrutamos a través de actividades intelectuales.

Pero la mayoría de los filósofos indios antiguos hablaban de un disfrute que va más allá del cuerpo y la mente. Lo llamaron *Ananda* o bienaventuranza. Esta bienaventuranza no depende de objetos físicos ni de actividad mental. Entonces, en cierto modo, es ilimitado.

Cualquiera que haya probado esta dicha desprecia los placeres corporales o mentales. Tal persona no va tras ellos. Permanece contento con esta dicha.

Muchas veces, incluso si el cuerpo está en malas condiciones, esto no parece tener ningún efecto sobre esta dicha. Esta continúa como si nada hubiera pasado. El cuerpo sufrirá por supuesto, pero eso no afecta a la persona.

En los Upanishads uno se encuentra con la historia de un sabio llamado *Raikwa* que siempre solía estar en un estado de bienaventuranza así de elevado. Su cuerpo solía estar dolorido por las heridas infectadas. Yacía sobre un carro roto. Pero él siempre fue feliz.

Cuando el rey local *Jaanushruti* quiso conocer el secreto de su dicha inmaculada, Raikwa incluso se negó a mirar al rey. Rechazó todas las riquezas que el Rey le ofrecía. ¡No los necesitaba! Estaba contento con su dicha.

Es posible encontrar una anécdota de la vida del filósofo indio Sankara, cuando conoce a un hombre supuestamente loco. Este hombre solía siempre ser feliz, sin aparentemente ninguna razón. ¡Solía correr cantando de alegría, rodando por el suelo de éxtasis! La gente pensaba que estaba loco.

Pero cuando Sankara lo vio, reconoció de inmediato el elevado estado de ánimo en el que se encontraba este hombre supuestamente loco. Sankara lo aceptó como su discípulo. Más tarde se convirtió en uno de los discípulos más conocidos de Sankara.

Buda explica la causa de tan inmensa dicha. Dice que es una indicación de una mente tranquila que experimenta dicha sin ningún motivo. La mayor parte del tiempo sumergimos esta dicha en nuestra agitación mental.

Cuando uno medita, la mente se calma gradualmente. Y uno comienza a experimentar esta dicha pura que está más allá del cuerpo y la mente.

Veremos más sobre esto más adelante, cuando hablemos de la meditación.

¿Hay algo más que esta bienaventuranza?

Incluso esta dicha tiene un final, ya que la mente no puede permanecer en calma por mucho tiempo. Una vez que la mente comienza a trabajar nuevamente, roba toda la bienaventuranza y comienza a buscar disfrute en las cosas mundanas.

Una forma de alcanzar la bienaventuranza eterna es conocer el verdadero yo. Eso es lo que declaran los Upanishads.

Cuando su esposa Maitreyi le pregunta al sabio Yajnyavalkya en el Brihadaranyaka Upanishad qué puede darle la bienaventuranza eterna, Yajnyavalkya le dice que la verdadera bienaventuranza radica en conocer el verdadero yo.

Ésa es la realización suprema de la que habla el Yoga. Una vez que se alcanza esa realización última, uno disfruta de la bienaventuranza eterna.

El yoga tiene este aspecto de "más allá de lo mundano". No sólo brinda disfrute mundano en términos de mejor salud, menos estrés, buena concentración mental y dicha más allá del cuerpo y la mente. Te lleva incluso más allá. Te lleva a un estado en el que cualquier otro disfrute parece trivial.

En esta serie te llevaré a través de todos estos aspectos del Yoga de forma gradual. Por lo tanto, que no te baste con los beneficios triviales del yoga, como el buen estado físico y la salud. Son importantes, pero no te limites a ellos. Explora más allá. Hay un gran tesoro esperando más adelante.

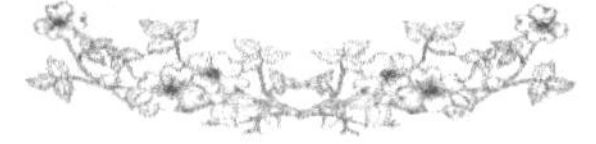

Apéndice: Cronología del yoga (yoga en los últimos 3000 años)

Se sigue escuchando/leyendo sobre diferentes cosas bajo el nombre Yoga. La mayoría de la gente tiene nociones diversas sobre el Yoga que resultan bastante confusas. Por lo tanto, entrego una breve cronología del Yoga (un conjunto de prácticas que aparentemente se asemejan al sistema propuesto por Patanjali, una fuente generalmente aceptada) que abarca más de 3000 años.

Las fechas dadas aquí son, en el mejor de los casos, "conjeturas informadas", ya que es muy difícil decir con certeza acerca de las composiciones y prácticas antiguas. La mayoría de las veces apenas se encuentran pruebas concretas que sean verificables. Las fechas proporcionadas aquí son las generalmente aceptadas por la comunidad de investigación relacionada y siempre están abiertas a mejorar.

Las diversas etapas de progreso del Yoga son las siguientes.

The Upanishads (hace más de 3000 años) se centran principalmente en la realidad última que se alcanza a través de la meditación.

Bhagavad Geetha : se cree que la forma más antigua fue compuesta antes del 600 a. C. En su forma actual tiene

18 capítulos, cada uno de los cuales se autodenomina Yoga (incluido el remordimiento de Arjuna). Un capítulo específicamente sobre el Yoga propiamente dicho, a saber, "Dhyana Yoga", analiza muy brevemente todos los componentes del Yoga Patanjali (aunque sin las posturas de Yoga que se conocen hoy en día). El propósito es la realización suprema y la paz.

Tripitaka : registrado en algún momento durante el año 300 a. C. Tienen prácticas similares al yoga enseñadas por Buda. Tienen todos los componentes de Yoga de Patanjali (al momento, no se conocen posturas de Yoga). El propósito es liberarse del "ciclo interminable de muertes y renacimientos" (Nirvana) mediante la modulación sistemática de los procesos mentales.

Yoga Sutra of Patanjali – Compuesto en algún momento durante el año 200 a. C. Este es el Yoga propiamente dicho, con 8 componentes. Esta composición parece combinar técnicas budistas a la luz de las ideas upanishádicas. No hay posturas corporales como las que se conocen hoy en día. El propósito es calmar la mente de tal manera que uno alcance la realización máxima.

Las siguientes son composiciones más recientes que sentaron las bases del Yoga moderno. Se trata principalmente de prácticas orientadas al cuerpo, a diferencia de las prácticas enumeradas anteriormente, que están predominantemente orientadas a la mente.

Dattätreya Yoga Sastra – Compuesto durante el siglo XIII d.C. Hace hincapié principalmente en diversas técnicas físicas destinadas a preservar el 'Bindu' (definido de forma variable como algo que gotea de la cabeza, el líquido seminal, etc.) y moverlo hacia arriba a través de la columna vertebral. Aquí se originó la palabra Hatayoga (Yoga de la fuerza). No hay mucho sobre las posturas de Yoga tal como se conocen hoy en día.

Goraksha Shataka : compuesto durante el siglo XIV d.C. por un yogui perteneciente a la tradición Nath de Gorakshanath . El énfasis y las técnicas son más o menos los mismos que los anteriores, excepto que el despertar de Kundalini (una fuerza mística que yace latente en el perineo) se proyecta como resultado final.

Siva Samhita : compuesta durante los siglos XIV y XV d.C. Esta composición se basa en textos anteriores de Hatayoga y es un importante precursor del Yoga moderno.

Hatapradeepika – Compuesto durante el siglo XV d.C. Esta es la verdadera base del Yoga moderno. El énfasis está en el cuerpo y su manipulación para estimular y elevar el Kundalini, que es el objetivo final. También se describe un breve conjunto de posturas de Yoga (15 en total), que constituye el punto de partida del Yoga moderno.

Gheranda Samhita : compuesta durante el siglo XVIII d.C. Se basa más en Hatapradeepika y agrega más posturas corporales y técnicas de respiración.

Yoga Upanishads: se cree que son composiciones del siglo XVIII d.C. y posteriores. Resumen y desarrollan textos anteriores de Hatayoga.

Yoga moderno : casi todos ellos se basan en el Hatayoga, descrito en Hatapradeepika y textos posteriores.

Algunos profesores hacen hincapié en las posturas de Yoga, otros en las técnicas de respiración y otros en Kundalini.

La mejora de la salud es el objetivo principal. En comparación con el Yoga de Patanjali, que está orientado a la mente, el Yoga moderno es una práctica orientada al cuerpo. Además, las técnicas, los mecanismos operativos y los objetivos son todos diferentes.

Texto destacado	Línea de Tiempo	Características sobresalientes
Upanishads	3.000 antes de Cristo	Principalmente orientado a la meditación.
Bhagavad Gita	600 aC	Principalmente orientado a la meditación.
Tripitaka	300 aC	Principalmente orientado a la meditación.
Yoga Sutra of Patanjali	200 aC	Proceso de 8 pasos centrado en la modulación de la mente, pero sin posturas corporales.
Dattatreya Yoga Sastra	Siglo XIII d.C.	Primeras ideas de Hatayoga, pero sin posturas corporales.
Goraksha shataka	Siglo XIV d.C.	Primeras ideas de Kundalini, pero sin posturas corporales.
Siva Samhita	Siglos XIV - XV d.C.	Precursor del Yoga moderno

Hatapradeepika	Siglo XV d.C.	Texto básico del Yoga moderno. Texto temprano sobre posturas corporales.
Gheranda Samhita	Siglo XVIII d.C.	Continuación del Hatayoga con más posturas corporales.
Yoga Upanishads	Siglo XVIII d.C. y posteriores	Hatayoga al estilo Upanishad.
Yoga moderno	Un siglo de antigüedad	Basado en las ideas de Hatayoga. Muchas variantes difundidas por varios maestros de renombre: Iyengar Yoga, Vinyasa Yoga, Kriya Yoga, por nombrar sólo algunos.

Glosario de algunas palabras.

A

Ahimsa : Primera parte del primer paso del Yoga, es decir, Yama. Literalmente significa no violencia.

Anapana Sati : práctica budista de observar atentamente la respiración.

Aparigraha : Cuarto paso del primer paso del Yoga, es decir, Yama. Literalmente significa no acumular riqueza.

Astheya : Tercer paso del primer paso del Yoga, es decir, Yama. Literalmente significa no robar.

Asana : Tercer paso del Yoga de Patanjali. Posturas corporales.

Atma : concepto upanishádico del alma omnipresente. Equivalente a Dios de alguna manera.

B

Brahmacharya : Quinto paso del primer paso del Yoga, es decir, Yama. Literalmente significa control sobre los deseos.

C

Chitta : Normalmente se usa para significar mente.

D

Dharana : Sexto paso de Yoga de Patanjali. Centrarse en un objetivo meditativo.

Dhyana : Séptimo paso de Yoga de Patanjali. Meditación.

E

Ekagra Chitta : Mente unidireccional.

H

Himsa : violencia

I

Ishwara Pranidana : Quinto ejercicio del segundo paso del Yoga, a saber, Niyama. Literalmente significa entregarse a Dios.

J

Jaagrita : Estado de vigilia.

K

Kamma : Palabra pali para Karma o registros de acciones pasadas.

Kaya Sati : práctica budista de observar atentamente los movimientos del cuerpo.

Kumbhaka : Pulmones llenos de aire.

Kundalini : Fuerza mística que se cree que reside latente en la zona del perineo.

N

Niyama : Segundo paso de Yoga de Patanjali.

P

Pranayama : Cuarto paso de Yoga de Patanjali. Ejercicios de respiración.

Pranava : El sonido OM pronunciado de una manera específica. Utilizado para la meditación.

Pratyahara : Quinto paso de Yoga de Patanjali. Retiro de los sentidos.

Pooraka : Inspirando.

Purusha : Palabra Samkhya para alma.

R

Recaka : Exhalando.

S

Santhosha : Segundo paso del Yoga, es decir, Niyama. Literalmente significa contentamiento.

Samadhi : Ocho y último paso del Yoga de Patanjali. Un estado de completa tranquilidad.

Samkhya : antigua escuela de pensamiento india.

Satya : Segundo paso del primer paso del Yoga, es decir, Yama. Literalmente significa veracidad.

Sauca : Primero en el segundo paso del Yoga, es decir, Niyama. Literalmente significa limpieza.

Shoonyaka : Pulmones sin aire en su interior.

Sushupti : Estado de sueño profundo.

Sutra : Una expresión concisa de ideas, a menudo transmitida en la menor cantidad de palabras posible.

Swadhyaya : Cuarto paso del segundo paso del Yoga, es decir, Niyama. Literalmente significa leer las Escrituras.

Swapna : Estado de ensueño.

T

Tapah : Tercer paso del segundo paso del Yoga, es decir, Niyama. Literalmente significa soportar los caprichos de la vida.

Tripitaka : antiguas escrituras budistas. Lateralmente significa tres juegos de libros.

Turiya : Un estado más allá de los estados de vigilia, ensueño y sueño profundo.

U

Upanishads : textos filosóficos indios antiguos. Partes de los Vedas.

V

VikShipta : Mente parcialmente estable.

Y

Yama : Primer paso del Yoga de Patanjali.

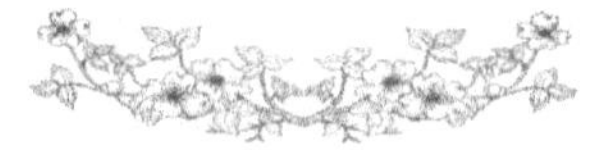

Bibliografía

Textos originales en sánscrito

1. *Patanjali Yoga Sutra* : el texto original de Yoga de Patanjali (200 a. C.)

2. *Dattätreya Yoga Sastra* : un texto temprano de Hatayoga de autor desconocido (siglo XIII d.C.). Traducción al inglés de James Mellinson.

3. *Goraksha Shataka* : un texto temprano de Hatayoga de un autor desconocido (siglo XIV d.C.). Traducción al inglés de James Mellinson .

4. *Siva Sanhita* – otro texto clásico de Hatayoga de autor desconocido (siglos XIV - XV d.C.). Traducción al inglés de Srisa Chandra Vasu.

5. *Hatapradeepika* – el texto clásico de Hatayoga de Swaatmaaraama (siglo XV d.C.). Traducción al inglés de Pancham Sinha

6. *Gheranda Samhita* : otro texto clásico de Hatayoga de autor desconocido (siglo XVIII d . C.), traducción al inglés de Srisa Chandra Vasu.

7. *Yoga Upanishads* : textos más recientes de Hatayoga que se cree que fueron compuestos en el siglo XVIII y posteriormente por varios autores desconocidos.

8. *Samkhya Karika* , de Isvara Krishna.

9. *Bhagavad Gita* - parte del Mahabharata épico indio de Vyasa (antes del 600 a. C.)

10. *Upanishads* : parte del antiguo texto védico (anterior al 1500 a. C.)

Textos originales en pali

Tripitaka : recopilación de discursos de Buda y sus discípulos, registrados por monjes budistas (300 a. C.). Traducción al inglés de varios monjes budistas modernos.

Relacionados con el cerebro (seleccionados)

1. Edelman, G. M., Gally, J. A., & Baars, B. J. (2011). Biology of consciousness. Frontiers in Psychology, 2.
2. Baars, B. J. (1997). In the theater of consciousness: Theory of global workspace, a rigorous scientific theory of consciousness. Journal of Consciousness Studies, 4(4).
3. Klein, S. (2002). Libet's experiment and its implications for conscious will. Consciousness and Cognition.
4. Clarke, P. G. H. (2013). Libet's experiment and its implications for conscious will. Faraday Institute for Science and Religion, February 2013.
5. Seth, A. K., & Baars, B. J. (2005). Neuronal Darwinism and consciousness. Consciousness and Cognition, 14.
6. Beggs, J. M., & Plenz, D. (2003). Neuronal avalanches in neocortical circuits. The Journal of Neuroscience, December 2003.
7. Taylor, J. G. (2002). Paying attention to consciousness. Trends in Cognitive Sciences, 6(5).

8. Baars, B. J. (2002). The conscious access hypothesis: Origins and recent evidence. Trends in Cognitive Sciences, 9(1).
9. Dehaene, S., & Naccache, L. (2001). Toward a cognitive neuroscience of consciousness: Basic evidence and a framework. Cognition, 79.
10. King, D. (2014). How Does the Mind Work? ISBN: 978-1503036765.

Literatura Relacionada

1. *Stevenson, I. (1974). Twenty Cases Suggestive of Reincarnation (second revised and enlarged edition). University of Virginia Press.*
2. *Stevenson, I. (1975). Cases of the Reincarnation Type, Vol. I-IV. University of Virginia Press.*
3. *Almeder, R. (1974). A critique of the arguments offered against reincarnation. Department of Philosophy, Georgia State University.*

- Las imágenes de posturas de Yoga son cortesía del Dr. Omkar.
- Algunas de las imágenes utilizadas en este libro son de Wikipedia.

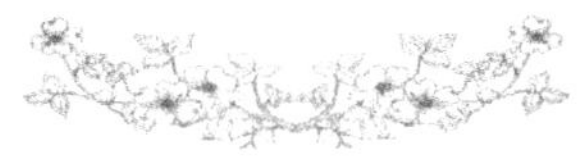

Gracias por leer mi libro. Espero que hayas disfrutado leyéndolo. Por favor, dame tu opinión a través de reseñar mis libros. Aprecio mucho eso. Puedes contactarme a través de mi blog en http://doctor-king-online.blogspot.com. Estaré encantado de escuchar de ti. Si tienes alguna duda o sugerencia concreta indícala a través de mi blog y seguro que te responderé.

Haz clic para recibir notificaciones sobre mis futuros nuevos lanzamientos y descuentos.

Quizás también te interese leer mis otros libros, disponibles a través de varios proveedores en línea.

Mis libros recientes

A continuación se muestra la lista de mis libros recientes. La mayoría de ellos están disponibles tanto en libros electrónicos como en libros de bolsillo. Algunos de estos libros también están disponibles en formato de audiolibro.

Estos libros están disponibles en casi todos los vendedores minoristas en línea.

Búscalos en tu librería favorita. Siempre puedes utilizar el título del libro (**no olvides incluirlo entre comillas dobles**) en tu búsqueda para ver si el libro está disponible en tu librería favorita.

Alternativamente, puedes utilizar los enlaces que he proporcionado en mi blog http://doctor-king-online.blogspot.com (consulte la pestaña de la columna derecha: ' **Enlaces rápidos a mis libros** ' o el enlace con un título similar en la parte superior de el blog) para comprar el libro en tu tienda favorita.

26. Los hilos que conducen a lo divino [*The Threads that Lead to Divine*]

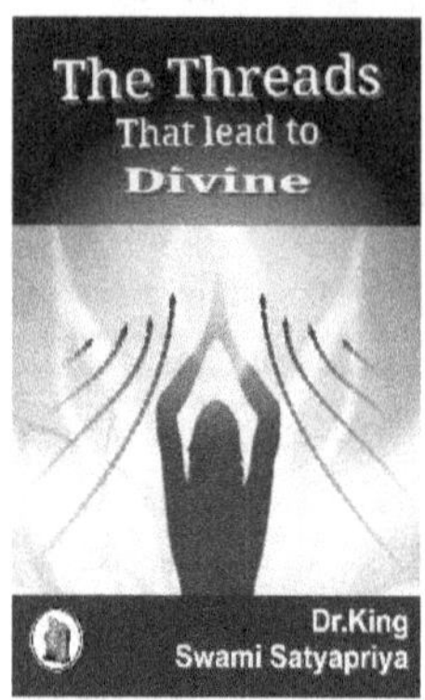

<u>Sinopsis del libro</u> : En esta excelente exposición de los antiguos sistemas de pensamiento indios, los autores inician un interesante debate entre los defensores de estos sistemas, lo que finalmente conduce a las conclusiones bien establecidas por los Vedas y los Upanishads.

El libro está basado en la conocida obra El Brahma Sutra del sabio Badarayana.

Un buen libro para obtener una rápida introducción a Samkhya, Vaisheshika, Yoga, Teravada , Vijnyana Vada, Shoonya Vada y Anekantavada y su contraste con los puntos de vista Upanishádicos.

25. El hombre más atractivo: Maravillosas historias de Krishna (en partes) [*The Man the Most Attractive: Wonderful stories of Krishna (in parts)*]

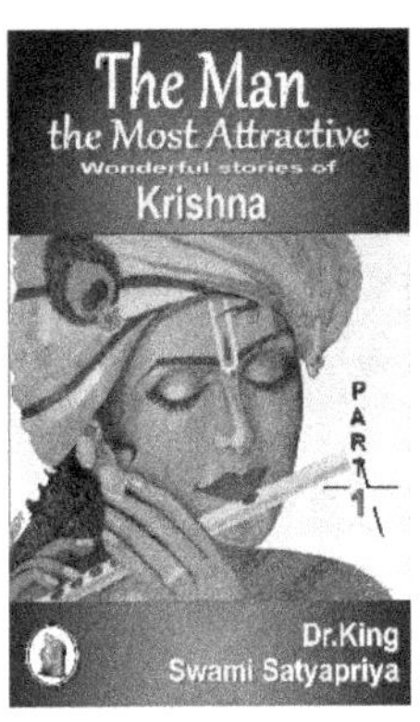

<u>Sinopsis del libro:</u> Esta es una colección de maravillosas historias de Krishna de las escrituras indias de 5000 años de antigüedad, concretamente, el Bhagavata. La palabra Krishna significa literalmente alguien que atrae. Se cree que es la encarnación de Dios en la tierra.

24. Desentrañando los misterios ocultos de los Vedas (Parte 1) [*Unraveling the hidden mysteries of the Vedas (Part 1)*]

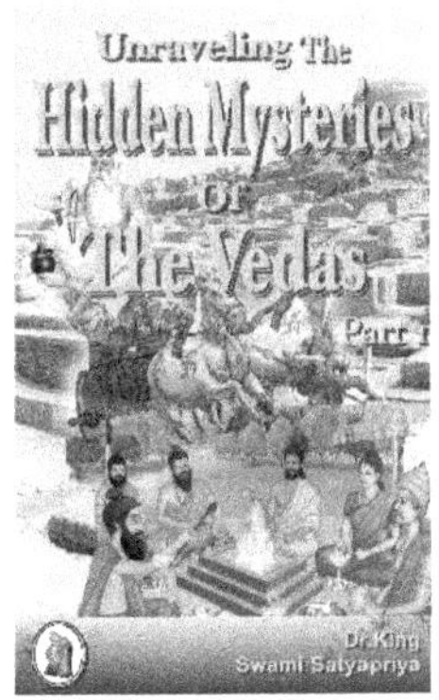

<u>Sinopsis del libro</u> : Los Vedas son las escrituras más antiguas que conocemos hoy. No son sólo textos religiosos, sino depósitos de vasto conocimiento, tanto mundano como espiritual. Sin embargo, estos voluminosos textos están envueltos en un velo de misterio que parece irresoluble.

Este libro intenta desentrañar algunos de estos misterios y arroja mucha luz sobre aspectos de estas Escrituras que a menudo se malinterpretan.

Esta es la primera parte de la serie " *Misterios sin resolver* ".

23. Los 4 caminos de Krishna hacia la felicidad suprema: ciencia yóguica completa del Bhagavad Geetha [*Krishna's 4 paths to ultimate happiness: Complete Yogic science of Bhagavad Geetha*]

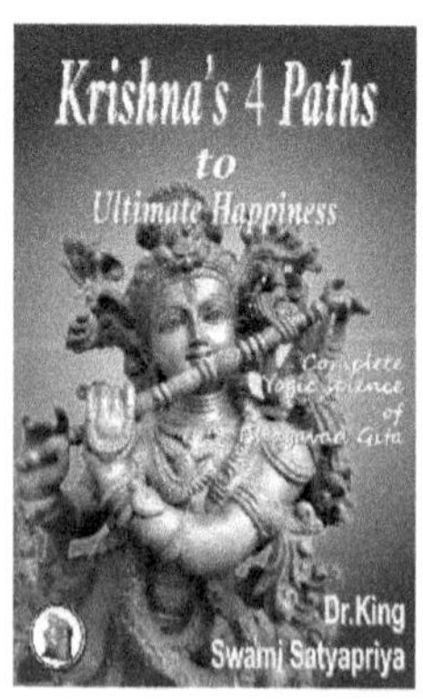

<u>Sinopsis del libro:</u> Este libro extrae la esencia de la conocida escritura, a saber, el Bhagavad Geetha, y presenta los cuatro caminos yóguicos diferentes propuestos por Krishna. Al hacerlo, mantiene el esplendor y la autoridad sin diluir el enfoque analítico incisivo del original. En particular, este libro ofrece un análisis en profundidad de
1. Camino del intelecto (Jnyana Yoga)
2. Camino de la Meditación (Dhyana Yoga)
3. Camino de acción (Karma Yoga)
4. Camino de la devoción (Bhakti Yoga)

La versión en audio de este libro combina la recitación de más de 100 versos seleccionados repartidos por todo el libro para ayudar a dilucidar muchas ideas intrincadas.

22. El libro definitivo sobre yoga: todo lo que quieres saber sobre yoga [*The Ultimate book on Yoga: All that you want to know about Yoga*]

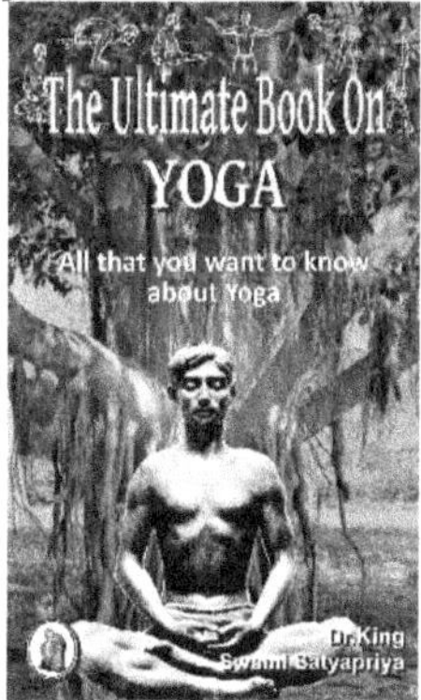

<u>Sinopsis del libro:</u> Durante un período de tiempo, el Yoga ha pasado por tal transformación que su enfoque original ha sido completamente superado por ideas místicas. Este libro desmitifica el Yoga y le devuelve

su claridad y eficacia originales y prístinas. El libro presenta el Yoga en términos de instrucciones simples, practicables y con los pies en la tierra, mientras analiza cada aspecto científicamente basándose en los avances recientes en neurociencia.

Algunos de los aspectos tratados en este libro incluyen

- Ciencia del cerebro que ayuda a comprender el Yoga
- ¿Cómo minimizar el estrés?
- ¿Cómo mejoran la salud las posturas de Yoga?
- ¿Cómo agudizar la concentración mental?
- ¿Cómo meditar?
- ¿Qué sucede en las etapas finales de la Meditación?
- ¿Existe una mente más allá de nuestro cerebro?
- ¿Cuál es el objetivo final del Yoga?

21. Crux del Mahabharata para gente ocupada [*Crux of Mahabharata for busy people*]

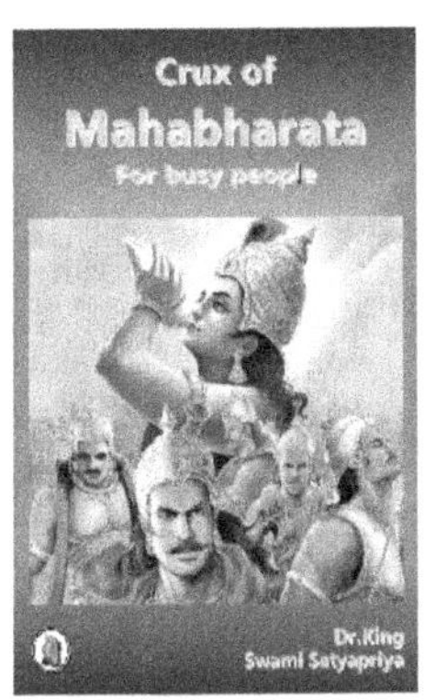

<u>Sinopsis del libro</u> : El Mahabharata, con 100.000 versos y muchos pasajes en prosa que suman un total fenomenal de 1,8 millones de palabras, es la epopeya más grande conocida. Originalmente, basado en una historia real que tuvo lugar hace 5000 años, luego fue expresado con palabras por Vyasa. El tamaño de esta epopeya es tan enorme que puede que se necesite toda una vida para leerla y comprenderla.

En este breve libro, el Dr. King y Swami Satyapriya capturan la esencia de esta gran epopeya india, brindando muchas ideas sobre cómo esta epopeya realmente pretendía transmitir el Dharma o la rectitud por parte de su autor. De una manera muy sucinta, los autores arrojan luz sobre la mayoría de los eventos más importantes de esta historia con énfasis en su valor práctico. También discuten las complejidades del bien y del mal.

Un gran libro para gente con poco tiempo.

20. ¿Estaba Jesús realmente en la India? Veredicto final sobre el antiguo misterio [*Was Jesus really in India? Final verdict on the age-old mystery*]

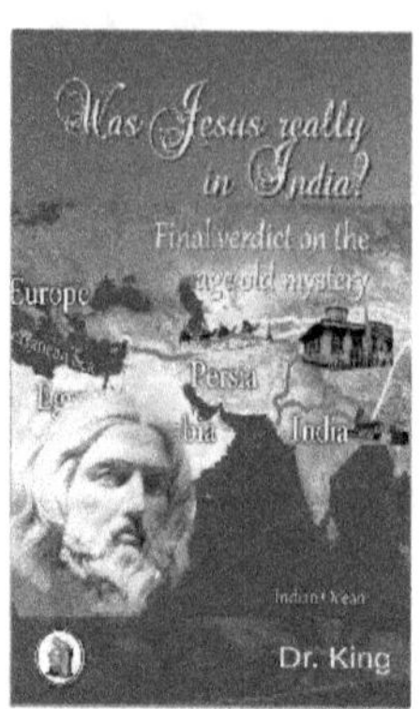

<u>Sinopsis del libro</u> : Desde que los rusos desentrañaron este misterio mayor, cada vez más personas han presentado evidencias que lo respaldan. Al mismo tiempo, un grupo de peces gordos se ha esforzado en descartar esto como un engaño.

¿Cuál es la verdad? ¿Lo fue o no lo fue?

Lectura intrigante para conocer mejor a Jesús.

19. ¡Mamá! ¿Quién es mi padre? [*Mom! Who is my father?*]

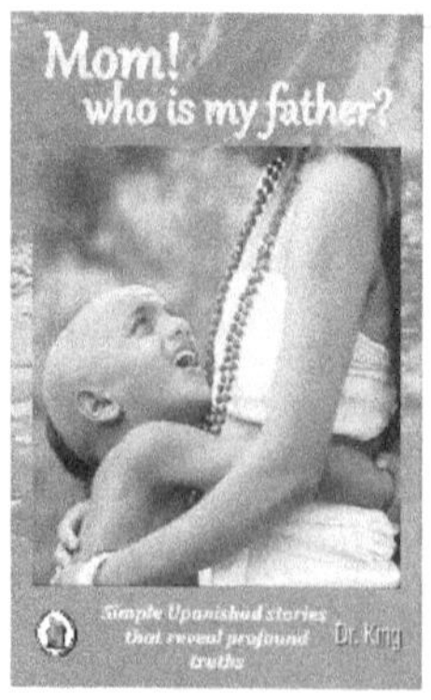

<u>Sinopsis del libro</u>: El pequeño Satyakama no sabe quién es su padre ni su madre Jabala. Pero aun así, podía alcanzar las cimas de la espiritualidad, ¡casi sin la ayuda de nadie! La verdad no necesita calificaciones mundanas .

Si Nachiketa pudo alcanzar la verdad última, tú también puedes - dice otra historia.

Estas son algunas de las historias más reveladoras de los Upanishads indios de 5000 años de antigüedad, parte de los Vedas. No sólo te proporcionan formas de alcanzar esas verdades a través del camino experiencial, sino que también las exponen de la manera más científica.

18. Hacia una mejor comprensión del Islam [*Towards a better understanding of Islam*]

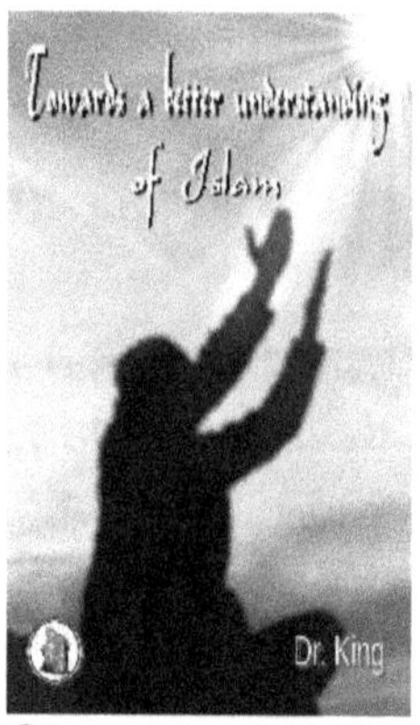

<u>Sinopsis del libro</u> : En este libro muy revelador, el Dr. King claramente resalta la fuerte corriente subyacente de preocupaciones humanas detrás de todas las principales religiones del mundo, ya sea el Islam, el judaísmo, el cristianismo, el budismo o el hinduismo. Con el Sagrado Corán como enfoque principal, el libro compara y contrasta otras escrituras religiosas con la intención de unificarlas.

Completo con versos originales seleccionados del Sagrado Corán junto con su traducción al inglés.

Una lectura única para cualquiera que quiera entender el Islam y obtener una visión unificada de estas grandes religiones.

17. El alma de Buda: conocimientos invaluables de un maestro iluminado [*Buddha's Soul: Invaluable Insights From an enlightened Master*]

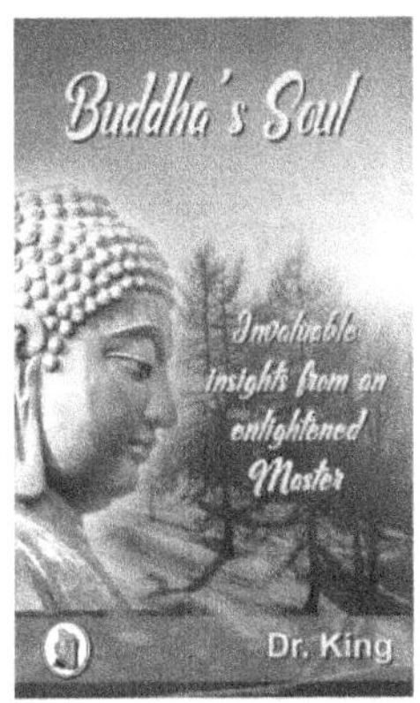

<u>Sinopsis del libro</u> : Este libro explica algunas de las ideas clave propuestas por Buda que nos hacen repensar varias cosas que damos por sentado. La forma en que se presentan estas ideas es como si Buda estuviera sentado frente a nosotros y nos hablara. ¡Son invaluables!

A diferencia de otras filosofías indias antiguas como los Upanishads, las palabras de Buda son simples, directas y pronunciadas con total autoridad. Son como una experiencia de tomarse de la mano para un practicante apasionado que quiere progresar en el camino espiritual.

Todo lo que Buda dijo hace más de 2500 años es relevante incluso hoy. En un mundo donde la comercialización de prácticas espirituales se está volviendo rampante, los mensajes originales de Buda disipan muchos conceptos erróneos y proporcionan una luz guía para la forma correcta de propagar la espiritualidad.

En esta maravillosa colección de artículos breves, el Dr. King presenta algunas de las ideas clave de los antiguos Tripitakas, fuente budista de todo. La atención se centra en los principios básicos extraídos de escrituras pali originales, voluminosas y difíciles de entender.

16. Bases neurológicas del yoga [*Neurological Basis of Yoga*]

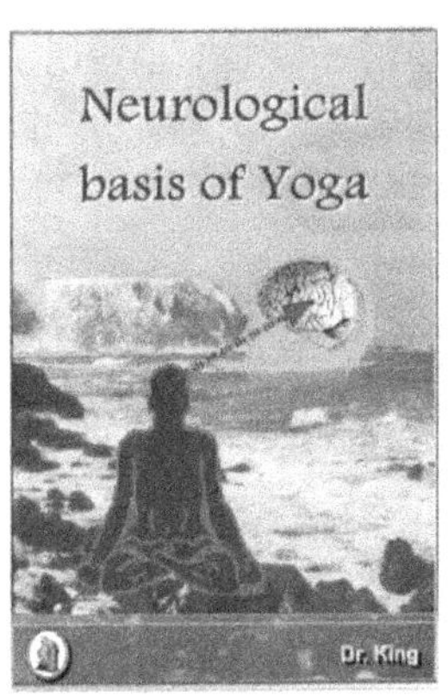

<u>Sinopsis del libro</u> : La antigua práctica del Yoga enunciada por Patanjali allá por el año 200 a. C. está neurológicamente bien fundada. Este libro analiza los mecanismos cerebrales que están detrás del funcionamiento de varios procesos del Yoga. También indica brevemente el papel de cada paso del Yoga en términos neurológicos.

15. Meditación: cosas importantes que debes saber
[*Meditation – Important things you need to know*]

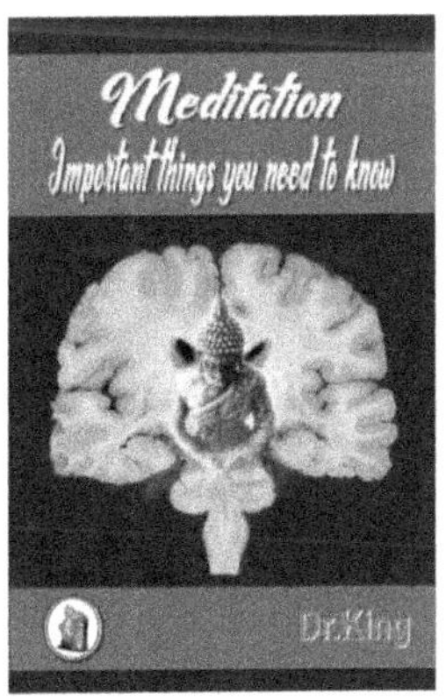

<u>Sinopsis del libro</u> : La meditación es un medio poderoso no sólo para mejorar el bienestar general, sino también como una práctica que puede llevarnos a la cima de la experiencia humana.

Pero desafortunadamente, hay mucho misterio a su alrededor y muchas prácticas que se propagan hoy en día no tienen una explicación clara de cómo funcionan. Esta claridad es necesaria para que la meditación no sólo sea eficaz sino también segura y sin consecuencias adversas.

Este libro proporciona muchos conocimientos sobre diversos aspectos de la meditación, explicados de una manera fácil de entender. Un libro ideal para cualquiera que quiera tomarse en serio la meditación.

14. Upanishads – Un viaje hacia lo desconocido
[Upanishads – A journey into the unknown]

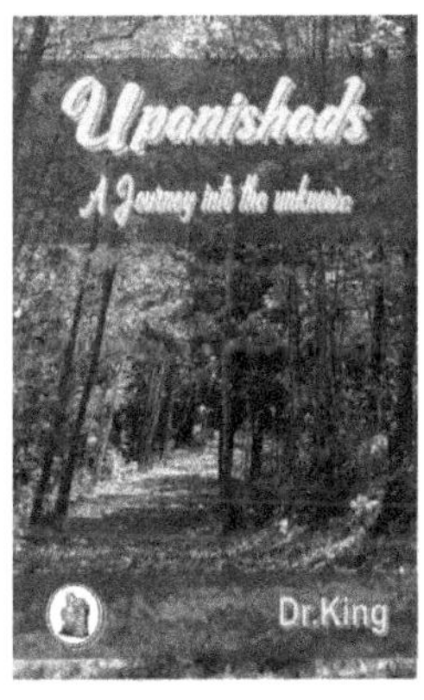

<u>Sinopsis del libro</u> : Estas ideas eternas, registradas hace varios miles de años, declaran la unidad no sólo de los seres humanos, independientemente de su casta, religión, género, raza, sino también de todo el mundo animado e inanimado. Preguntan: "¿Cómo puede alguien odiar o matar a otra persona, cuando en realidad todos somos uno en el sentido último?" También nos brindan una manera de experimentar esta verdad suprema, el pináculo de nuestro viaje espiritual.

Al mismo tiempo, los Upanishads no abogan por el abandono de la vida mundana. Aconsejan que "uno debe aspirar a vivir cien años completos, disfrutando del mundo; teniendo presente la unidad de todos. Así que disfrútalo, pero sin excederte; adquiere riqueza, pero sin arrebatarle a otra persona la parte que le corresponde. Al mismo tiempo, sigue cumpliendo con tu deber".

En una época plagada de desconfianza mutua, odio, violencia e identidades estrechas, ¿qué podría ser un mensaje más adecuado que el dado por estos Upanishads?

Este libro proporciona una visión maravillosa de la profunda sabiduría de estos textos antiguos que tienen mucho sentido en el mundo en el que nos encontramos hoy.

13. Hata Yoga – Mitos destrozados [*Hata Yoga – Myths Shattered*]

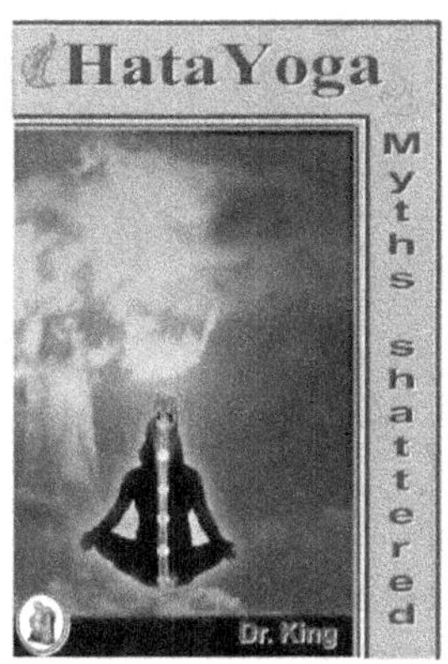

<u>Sinopsis del libro</u> : El Hata yoga o Yoga, como se le conoce comúnmente, se está volviendo extremadamente popular. Sin embargo, de lo que se sabe poco son de algunos de los conceptos inestables que forman su base. Este libro analiza minuciosamente algunos de estos conceptos erróneos y llega a conclusiones sorprendentes. Una lectura obligada para todos aquellos que actualmente practican o tienen intención de practicar Yoga.

12. Piensa y sé iluminado [*Think and be enlightened*]

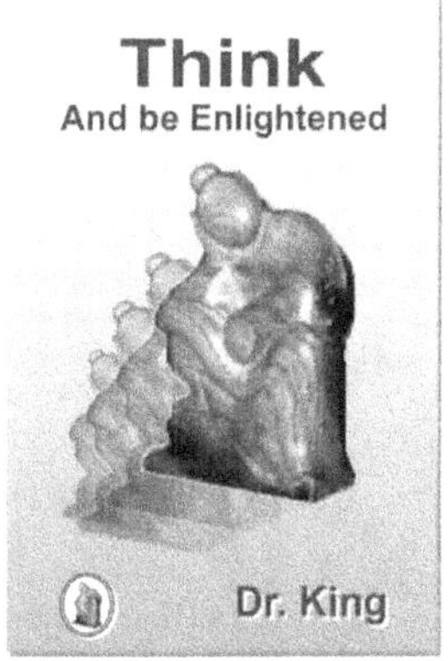

<u>Sinopsis del libro</u> : Esta es una colección de pensamientos en el área del Yoga, la filosofía india y otras motivaciones, que te harán reflexionar y te enriquecerán.

11. Experiencias misteriosas: un vistazo más allá de los confines de la mente [*Mysterious Experiences: A peek beyond the confines of the mind*]

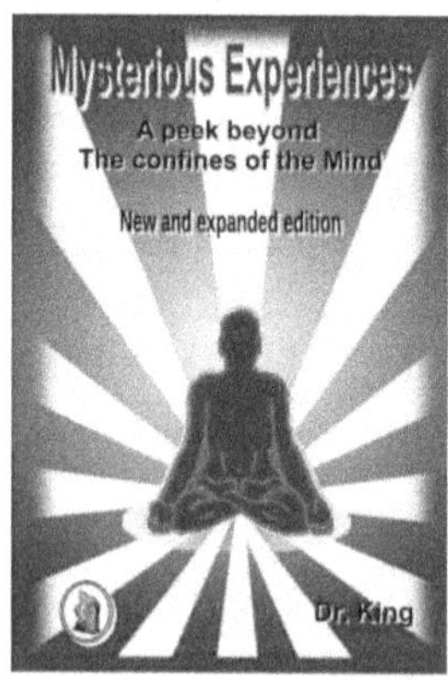

<u>Sinopsis del libro:</u> Este libro analiza algunas de las interesantes experiencias misteriosas encontradas por los entusiastas del yoga o la meditación. Intenta proporcionar un análisis de las situaciones basado en el razonamiento, respaldado por textos antiguos y palabras de yoguis conocidos.

10. Tallado de Figuras – El Estilo Étnico: *Un mundo asombroso de posibilidades* [*Figure Carving – The Ethnic Style: Amazing world of possibilities*]

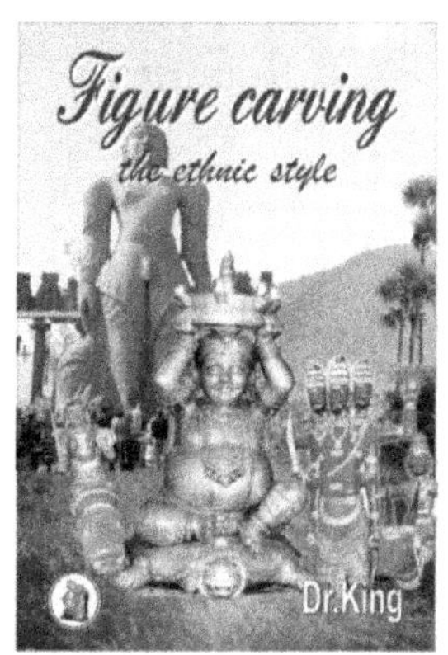

<u>Sinopsis del libro:</u> Este libro abre un nuevo mundo de opciones de tallado de figuras para los entusiastas del tallado. Proporciona un número ilimitado de opciones no sólo en estilo sino también en técnica respaldadas por ilustraciones detalladas y muchísimas imágenes talladas. Agrega una dimensión completamente nueva a su repertorio de tallado.

09. Cinco técnicas sencillas de injerto que se adaptan mejor a la mayoría de las plantas frutales exóticas
[Five simple Grafting techniques best suited for most exotic fruit plants]

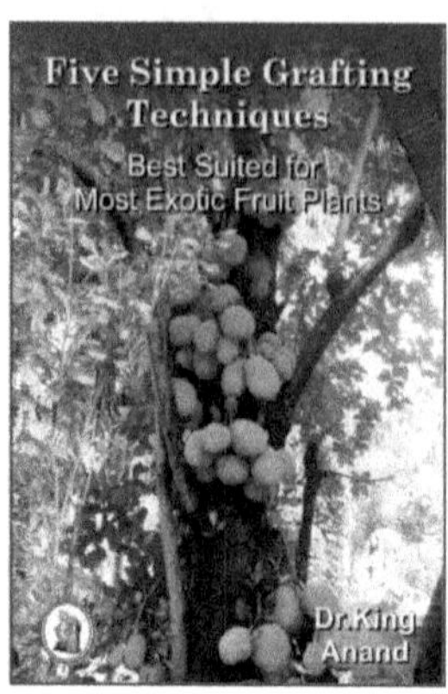

<u>Sinopsis del libro:</u> Este libro describe en detalle las cinco técnicas de injerto más útiles que se pueden utilizar para replicar muchas frutas exóticas. El libro contiene ilustraciones detalladas, ejemplos, gráficos de frutas, así como portainjertos y técnicas adecuadas para estas frutas.

08. ¿Cómo funciona la mente? [*How does the mind work?*]

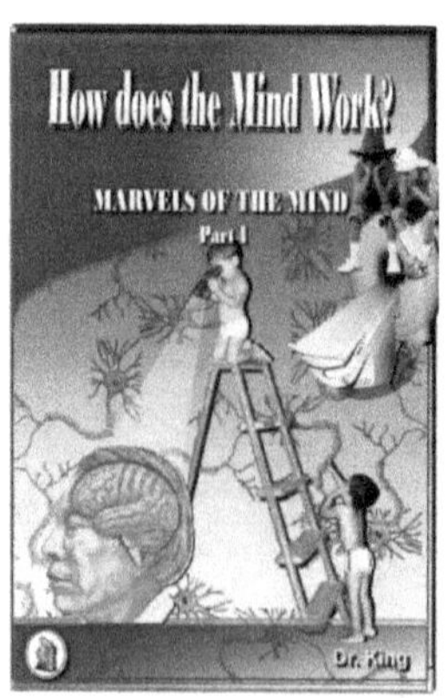

<u>Sinopsis del libro:</u> Este libro explica el tema, altamente especializado, del funcionamiento de la mente en un estilo fácil de seguir utilizando ejemplos del día a día. Proporciona la información más reciente basada en investigaciones actuales, centrándose en contribuciones clave.

07. Dimensiones importantes que faltan en nuestra comprensión actual de la mente [*Important missing dimensions in our current understanding of the mind*]

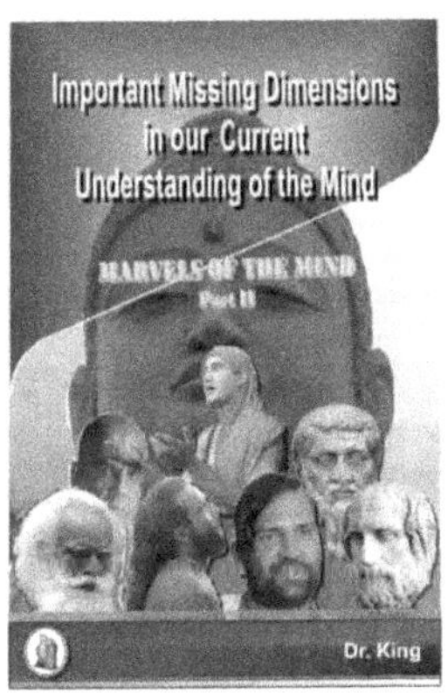

<u>Sinopsis del libro:</u> Nuestros logros científicos actuales en la comprensión del funcionamiento de la mente son encomiables. Sin embargo, en su excesiva insistencia en la objetividad, la ciencia parece haber pasado por alto algunas dimensiones importantes de la mente. Hay muchas preguntas a las que la ciencia no logra dar una respuesta satisfactoria.

Curiosamente, muchas de estas cuestiones fueron abordadas por filosofías antiguas y probablemente con un verdadero espíritu científico deberíamos mirar estas filosofías con una mente abierta.

Este libro se centra en estas dimensiones perdidas y en cómo las filosofías antiguas las abordan. En este libro se analiza una variedad de filosofías antiguas, sorprendentemente bien conceptualizadas, que analizan diferentes aspectos de la mente.

Está la antigua filosofía de Platón que señala las limitaciones de nuestra percepción sensorial, la elaborada psicología de los antiguos budistas que casi es paralela a nuestra comprensión científica de la mente, la filosofía de Sankara que incluso cuestiona la realidad de la existencia y el concepto de dominios más allá de la mente que son el foco de los antiguos Upanishads.

Estas filosofías nos obligan a repensar nuestra definición actual de ciencia y su enfoque. El libro también proporciona un punto de transición suave de la ciencia a la filosofía y, finalmente, a dominios más allá de ambos.

06. Cómo y Por qué del Yoga y la Meditación: El Yoga científicamente explicado [*How and Why of Yoga and Meditation: Yoga scientifically explained*]

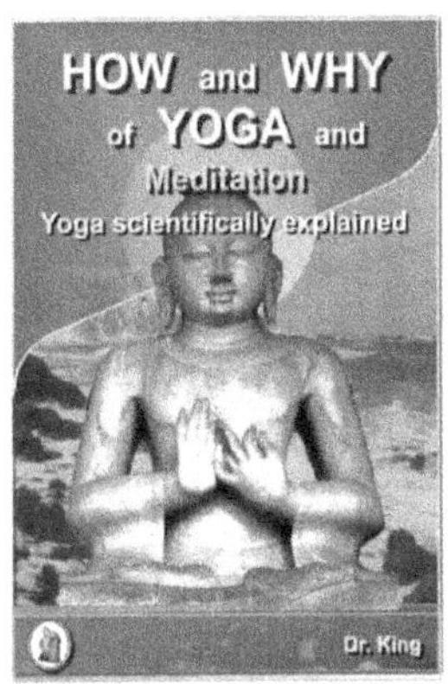

<u>Sinopsis del libro:</u> Este libro ofrece una visión clara de varios aspectos del Yoga, al tiempo que proporciona una explicación respaldada científicamente sobre cómo los distintos procesos del Yoga logran los propósitos previstos y por qué están diseñados de esa manera. Esta claridad es esencial para comprender el Yoga de una manera más científica y desarrollar todo su potencial.

El libro también explica paso a paso cómo se realizan los diversos procesos del Yoga, es decir, las posturas corporales, las técnicas de respiración y la meditación, y por qué cada uno de estos procesos es necesario para lograr el beneficio completo del Yoga.

Este libro es una buena guía para cualquiera que quiera practicar Yoga.

05. Hechos del yoga: respuestas a algunas preguntas importantes sobre el yoga

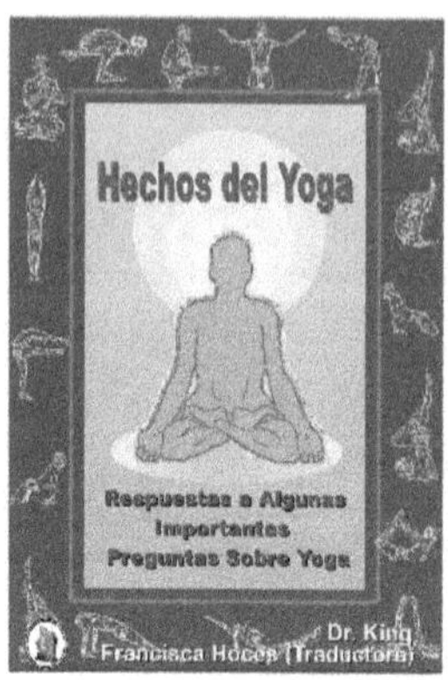

<u>Sinopsis del libro</u> : A juzgar por la gran cantidad de libros sobre Yoga que se publican y venden tanto en medios impresos como electrónicos, esta antigua ciencia parece ser muy popular. Si bien se difunden varias cosas en nombre del Yoga, a menudo hay un desajuste entre las expectativas y los logros.

Este breve conjunto de preguntas y respuestas aclara algunos de los conceptos erróneos sobre el Yoga al llamar la atención sobre los trabajos originales sobre Yoga que datan de hace más de 2000 años. Las preguntas que a menudo surgen como resultado de la propaganda con fines comerciales se responden de manera práctica. Al mismo tiempo, este libro tranquiliza al practicante de Yoga sincero: el objetivo no sólo es alcanzable sino que vale la pena el esfuerzo.

Algunas de las cuestiones discutidas incluyen: controversias debido a hallazgos científicos adversos sobre el Yoga, por qué muchas personas no logran ningún progreso a pesar de esfuerzos honestos, etc.

04. La psicología detrás del yoga: conocimientos menos conocidos sobre la antigua ciencia del yoga
[*Psychology behind Yoga: Lesser known insights into the ancient science of Yoga*]

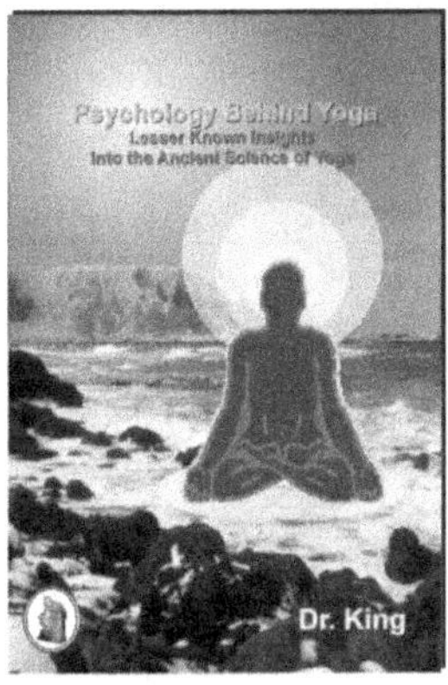

Sinopsis del libro : Aunque el yoga es bien conocido como un proceso para alcanzar la realización última, no se presta mucha atención a sus fundamentos psicológicos. Este libro desarrolla la teoría detrás del Yoga basándose en descripciones dadas en textos antiguos como el Yoga Sutra de Patanjali (~200 a. C.) y Sankhya Karika de Isvara . Krishna (~300 d.C.). Esta comprensión es esencial para obtener una comprensión completa del proceso del Yoga.

Este libro explica claramente el concepto de mente tal como se define en los Yoga Sutra y Sankhya Karika, los diversos estados en los que puede encontrarse esta mente y cómo, mediante un proceso paso a paso, la mente puede ser conducida hacia el estado máximo deseable, es decir, el samadhi.

Se analizan varios obstáculos que uno encuentra al pasar por este proceso y cómo se pueden superar. Como se suele confundir, el samadhi no es un estado único, sino una serie de estados progresivos por los que uno pasa a medida que avanza en la práctica del Yoga. Este libro explica esas etapas tanto con referencia a las fuentes originales como mediante analogías simples.

El estado último del Yoga, es decir, el estado mental niruddha, está también muy bien explicado, con sus implicaciones y qué sucede exactamente en esa etapa.

03. Sabiduría antigua – Puntos de vista modernos: selecciones interesantes de antiguas escrituras indias [*Ancient Wisdom – Modern Viewpoints: Interesting picks from ancient Indian scriptures*]

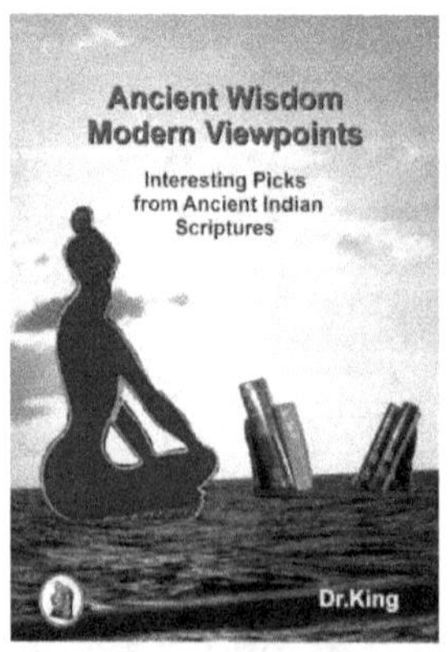

<u>Sinopsis del libro</u> : Este libro captura la esencia de las antiguas escrituras indias, analizándolas desde el punto de vista actual.

Las escrituras seleccionadas son principalmente los once Upanishads (partes de la literatura védica), el Bhagavad Geetha (el libro más importante de filosofía india) y el Manu Smrti (uno de los libros de leyes más antiguos de Manu). Todas estas escrituras fueron compuestas hace más de 2500 años e influyen en el modo de vida indio hasta el día de hoy. Además de estas escrituras principales, este libro también hace referencias cruzadas a otras escrituras indias antiguas, como el Yoga Sutra de Patanjali, Sankhya Karika, Narada Bhakti sutra y Dammapada .

Algunos de los aspectos clave de cada una de estas tres escrituras principales (Upanishads, Bhagavad Geetha y Manu Smrti) se seleccionan y presentan en seis artículos breves y concisos. Al escribir estos artículos, se confía en los textos sánscritos originales con una reinterpretación mínima.

En la mayoría de los lugares se dan referencias adecuadas a los versos sánscritos originales, para impartir autenticidad a la traducción. Para ayudar a los lectores que no estén familiarizados con el sánscrito, también se proporcionan traducciones sencillas al inglés de estos versículos.

Este es un libro ideal para cualquiera que quiera tener una visión general rápida de la mayoría de las antiguas escrituras indias. El libro ofrece una gran cantidad de información y seguramente una clave para el tesoro de las antiguas escrituras indias.

02. Un Mantra pabra potenciar tus capacidades mentales [*A Mantra to enhance your mental capabilities*]

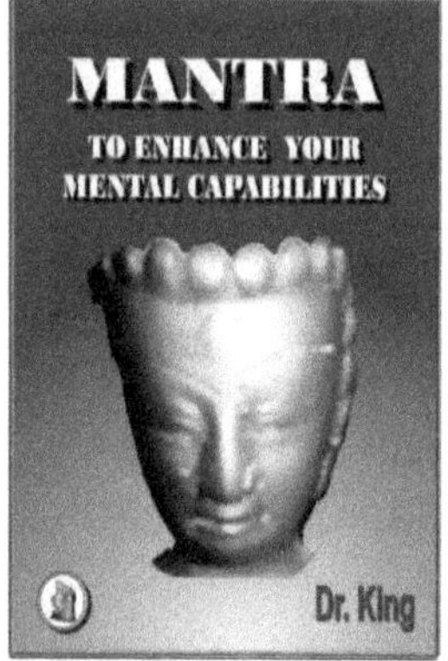

<u>Sinopsis del libro:</u> Durante miles de años, millones de personas han aprovechado un mantra que se cree que mejora las capacidades mentales. Aunque todavía se utiliza hoy en día, se ha convertido en prerrogativa de una pequeña minoría de personas y parece caer en el olvido.

Los estragos del tiempo han convertido seriamente este potente mantra en un artículo de fe religiosa y una superstición profundamente arraigada, privando a la gran mayoría de la realización de sus beneficios.

Este libro abre este mantra a todos aquellos que deseen mejorar sus capacidades mentales. Analiza varios aspectos de este mantra y explica paso a paso cómo cualquiera puede aprovechar este mantra.

01. Sobre la mente [*Around the mind*]

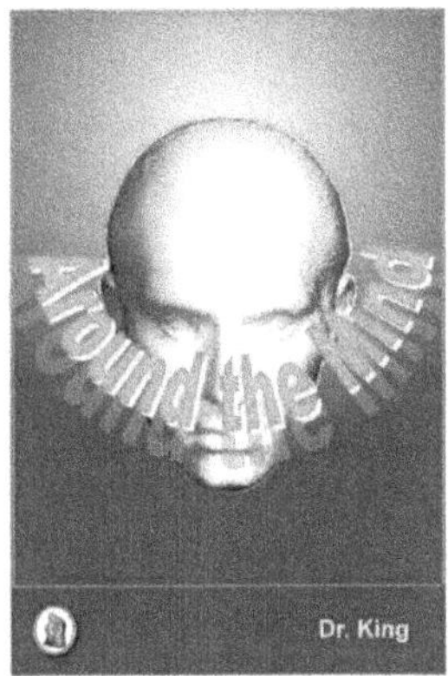

Sinopsis del libro: La mente puede ser probablemente lo más intrigante que ha fascinado a los seres humanos, tanto a los filósofos como a los científicos, durante miles de años.

Este libro resume nuestros puntos de vista científicos actuales sobre la mente, las preguntas que surgen debido a ese punto de vista, los esfuerzos de las filosofías antiguas para abordar estas preguntas y probablemente una posibilidad de ir más allá de los ámbitos del enfoque científico actual.